DIE BLUTTRANSFUSION

VON

PRIVATDOZENT **Dr. B. BREITNER**
I. ASSISTENT DER I. CHIRURGISCHEN UNIVERSITÄTS-KLINIK IN WIEN

MIT 24 TEXTABBILDUNGEN

WIEN

VERLAG VON JULIUS SPRINGER

1926

ISBN-13: 978-3-7091-5648-3   e-ISBN-13: 978-3-7091-5679-7

DOI: 10.1007/ 978-3-7091-5679-7

Vorwort

Diese zusammenfassende Darstellung des Wesens und der Ausführung der Bluttransfusion sucht den Bedürfnissen des praktischen Arztes gerecht zu werden.

Dazu bedurfte es in erster Linie einer eingehenden Schilderung jener technischen Verfahren, die heute als unbestritten beste befunden werden, und einer Festlegung des Anwendungsgebietes der Bluttransfusion. Eine eingehende Rechtfertigung der Methode als befugter Therapie erübrigt sich wohl nach den tausendfältigen Erfahrungen der letzten Jahre. Ebenso schien eine gesonderte Besprechung der Anwendung in der Gynäkologie, Geburtshilfe, Kinderheilkunde nicht zweckmäßig, da wesentlich andere Gesichtspunkte als die in der Chirurgie geltenden nicht angenommen werden können.

Das Referat H. Küttners am Berliner Chirurgenkongreß 1924 und die daran angeschlossene Aussprache haben den rein wissenschaftlichen Rahmen der Frage fest umrissen.

Dieses theoretisch Wichtige und noch immer Problematische wird in dem Kapitel „Theoretische Probleme" besprochen. Durch die Berücksichtigung der neuesten Literatur und durch mehrfache eigene Untersuchungen und Erfahrungen, die an der Klinik Eiselsberg durchgeführt und gewonnen wurden, mag das Buch als eine Fortsetzung des umfassenden Werkes von Leone Lattes einige Berechtigung haben.

Die Form der Fußnote wurde vielfach deshalb gewählt, um Abweichendes oder Neuestes zu berücksichtigen, ohne die gerade Linie der Schilderung zu unterbrechen. Mehrere Abbildungen, vom akademischen Maler Udo Weith hergestellt, mögen die Beschreibung der technischen Einzelheiten ergänzen.

Eine genaue Verwertung und Angabe des Schrifttums wurde versucht. Die übergroße Zahl von Arbeiten auf allen Gebieten wird ein gelegentliches Übersehen verständlich erscheinen lassen.

Wien, im Herbst 1925

Dr. Burghard Breitner

Inhaltsverzeichnis

Praktische Fragen der Bluttransfusion

Wert der Bluttransfusion gegenüber anderen Blutersatzmethoden

Die Bluttransfusion hat den Rahmen einer rein wissenschaftlichen Auferstehung längst überschritten. Es besteht kein Zweifel, daß sie eine große Bedeutung für den praktischen Arzt gewinnen wird, sobald ihr Anwendungsgebiet scharf und sicher umrissen genannt werden kann. Die Erfahrungen, die heute an den klinischen Instituten gewonnen und gewertet werden, deuten darauf hin, daß mit der Wiederaufnahme und dem Ausbau der Bluttransfusion ein bleibender Besitz errungen wurde. In Rußland war es seit vielen Jahren üblich, daß der Arzt in größeren Ortschaften, die über kein eigenes Spital verfügten, ein stets bereites Instrumentarium zur sterilen Kochsalzinfusion zur Hand hatte; eine Einrichtung, von deren Tragweite ich mich mehrmals überzeugen konnte. Es wird die Frage einer kurzen Zeit sein, daß in Europa der Bluttransfusionsapparat mit allem Zubehör der Voruntersuchungen zum Rüstzeug des Praktikers gehören wird.

Die Grundüberzeugung, die zur ausgedehnten Anwendung der Bluttransfusion rät, besteht in der höheren Einschätzung dieser gegenüber der Infusion von Kochsalzlösungen, von Adrenalin-Kochsalzlösungen, von Normosal und Kalorose, von Gummi- und Traubenzuckerlösungen bei akutem Blutverlust und in der Anwendung der Bluttransfusion als Styptikum und als Therapeutikum bei Blutkrankheiten und bei Sepsis.

Diese Überzeugung kann heute als wohlbegründet gelten, ohne daß dadurch der Wert der anderen Methoden eingeschränkt wird[1]). Aber das

---

[1]) Literatur über diese Fragen siehe Breitner, Wien. klin. Wochenschr. 1924, Nr. 49; Experimentelle Untersuchungen v. Breitner u. Schönbauer, Arch. f. klin. Chir. 1923, Bd. 126.

Küttner sagt beim Vergleich der verschiedenen Methoden: „Daß die Bluttransfusion im schlimmsten Fall unübertroffen ist, steht fest. Zwar sind auch ihr gewisse Grenzen der Wirksamkeit gezogen, aber sie sind doch sehr weite, und die von Rouss, Peyton und Wilson neuerdings nach Tierexperimenten als gleichwertig empfohlene Baylisssche Akaziengummilösung, die Hogansche Gelatinelösung und Pferdeserum können beim Menschen die Blutübertragung nicht erreichen."

Bessere ist auch hier der Feind des Guten. Immerhin kann in der Beurteilung der Wirkung auf die akute Anämie nicht kritisch genug vorgegangen werden. Rein biologische Erwägungen (unmittelbarer Ersatz der Sauerstoffträger usw.) können gegen tatsächliche Beobachtungen nicht ins Treffen geführt werden[1]. Jedoch hebt Clairmont die raschere vollkommene Wiederherstellung der Patienten nach einer Bluttransfusion als wichtiges soziales Moment hervor. Indes lag die Betonung der Adrenalin-Kochsalzinfusion weniger in ihrer biologischen Gleichwertigkeit als in ihrer leichteren Durchführbarkeit (Beschaffung von Blutspendern, Auswertung von Spender und Empfänger usw.).

Diese rein praktischen Seiten der Bluttransfusion sollen im folgenden zu beurteilen versucht werden.

Es erscheint als wesentliche Vorbedingung zur Behandlung dieser Frage, daß man die beiden praktischen Methoden, die heute hauptsächlich in Anwendung stehen, in allen ihren Einzelheiten und Besonderheiten

---

[1] Khoóhr glaubt auf Grund hämotologischer Untersuchungen nachweisen zu können, daß die Bluterholung in den meisten Fällen ohne Blutspendung gerade so gut und schnell vor sich geht. v. Bergmann hält bei starken und plötzlichen Blutverlusten den Vorrat des Körpers an Blutzellen für die vitalen Funktionen noch ausreichend, während das Sinken des Blutdruckes das Gefahrmoment bedeutet. Darum genüge die einfache Wiederauffüllung der Gefäße. Atzler und Lehmann verlangen von der Blutersatzflüssigkeit neben der Isotonie und der Anwesenheit von Na, Ka, Ca, Mg und freien H-Ionen unbedingt einen Kolloiddruck, der gleich dem des Blutes ist. Diese „isoviskösen Lösungen" bestehen aus:

$$\begin{array}{ll}
\text{Na Cl} & 8,0 \\
\text{K Cl} & 0,2 \\
\text{Ca Cl}_2 & 0,2 \\
\text{Mg Cl}_2 & 0,1 \\
\text{Gummi arab.} & 70,0 \\
\text{Na H Cl}_3 & 1,2 \\
\text{Aqua dest. ad } 1000 &
\end{array}$$

(siehe Deutsche med. Wochenschr. 1923, Nr. 27; Heim). Bätzner lehnt die Vorstellung ab, daß die Auffüllung genüge, und nimmt eine Eigenvergiftung des Körpers durch inverse Zellfunktionen unter dem Einfluß der extremen Anämie an. Tierversuche scheinen dafür zu sprechen. Heim hält bei schwerstausgebluteten Patienten unter Umständen eine Schädigung durch die Bluttransfusion für möglich.

Über Ersatzflüssigkeiten siehe Bayliss, Brütt, Butler, Henkel, Holt u. Penfold, Küttner, Külz, Kronecker u. Sander, Landerer, Mendel, Otto, Roeste, Rostock, Ricci, Samelson, Salent und Wise, Tatematsu u. a. Kurze Darstellung der Wirkung der Ersatzflüssigkeiten durch G. H. Schneider in Arch. für Gynäkol. 1925, Bd. 124, H. 1.

Hieher gehört auch die rektale Wiedereinverleibung von Blut, die Schäfer als „ideales Nährklistier" bezeichnet, und die Reinfusion von Eigenblut (Thies, Highmore, Döderlein, Lichtenstein, Kreuter, Ranft, Zimmermann).

Man beachte Autotransfusion (Furukawa), Idiotransfusion (Rietz), Autoinfusion (Schäfer).

beherrscht. An der Klinik meines Chefs, Prof. Eiselsberg, werden seit vier Jahren die Methode von Oehlecker und jene von Percy sehr oft angewendet und dabei über ihre Vorzüge und Nachteile und besonders über ihre Eignung in bestimmten Fällen reiche Erfahrung gesammelt.

Beide stellen Transfusionsmethoden mit unverändertem Blut dar. Die Zitratblutmethode hat in Deutschland keinen Eingang gefunden, trotzdem sie von amerikanischen und französischen Chirurgen in großem Ausmaß geübt und vielfach als Idealmethode angesprochen wird. Die Tatsache, daß die meisten Mißerfolge bei Verwendung von Zitratblut vorgekommen sind, während wir selbst bei den direkten Methoden, ebenso wie Oehlecker und Nather (an der Klinik Clairmont), keinen einzigen üblen Ausgang beobachten konnten, macht den Standpunkt verständlich. Die Verminderung des Komplementgehaltes, die Zerstörung der Opsonine (Unger) und die Herabsetzung der Resistenz der roten Blutkörperchen durch den Zitratzusatz darf ebenfalls nicht übersehen werden. Überdies haben auch die in Wien gemachten Erfahrungen (Werner, Schiller) zur Ablehnung der Zitratblutmethode geführt[1]).

Mit der Betonung der Überlegenheit der direkten Methoden kann mithin nur mehr deren kritische Abwägung gegeneinander von Bedeutung sein. Dazu sei zunächst bemerkt, daß die von Hotz (in Wien von Nather) nachdrücklich vertretene Wichtigkeit der Blutgruppenbestimmung vor Ausführung der Bluttransfusion, wie sie von den Amerikanern seit langem gefordert wird, entgegen dem früheren Radikalismus Oehleckers auch von diesem und seiner Schule anerkannt wird[2]). An unserer Klinik wurde sie zum Gesetz, in dessen Einhaltung wir eine wesentliche Vervollkommnung der Transfusionsmethoden erblicken.

Die Blutgruppenbestimmung

Die Wichtigkeit der Blutgruppenbestimmung beruht auf der Tatsache der Unverträglichkeit einzelner Bluttypen miteinander. Die Untersuchungen von Landsteiner, v. Decastello, v. Dungern,

---

[1]) Beurteilung der Zitratblutmethode siehe in jüngster Zeit bei Bernheim, Drinker u. Brittingham, Großmann, Hartmann, Harven, Hoffmann u. Habein, Lewisohn, Müller u. Jervell, Neuhof u. Hirshfeld, Nürnberger, G. H. Schneider, Sadlon, Siperstein u. Sansby, Straub, Rößle, Unger, v. Wolff u. a. Wenn man größere Mengen als 1 g Natr. citr. verwendet, erfolgt eine chemische Bindung der Zitronensäure an das Blutkalzium, so daß anstatt der normalen Kalziumione eine Kalziumhypoionie zustande kommt. Das normale Kalzium-Kalium-Verhältnis weicht einem der Kaliumhyperionie. So kommt es zur hämolytischen Schädigung durch das Blutgift des Kaliums (Schneider). Die später wichtige Beachtung, daß der hochgradig ausgeblutete Organismus gerade äußerst labil und gegen hämolytische Gifte weit empfindlicher ist als der gesunde, ist auch hier von Bedeutung.

[2]) Zentralbl. f. Chir. 1924, Nr. 43.

Moß u. a. haben ergeben, daß die früher häufig beobachteten Transfusionsschäden als die Folge von Agglutination und Hämolyse der in die Blutbahn des Empfängers eingebrachten Spendererythrozyten aufzufassen sind. Die Veränderungen, die die Blutkörperchen des Empfängers im Serum des Spenders erleiden, spielen praktisch keine Rolle, da ein nennenswerter Einfluß bei der verhältnismäßig geringen Serummenge nicht zustande kommen kann.

Das Eintreten oder Ausbleiben der Agglutination ist durch die Gruppenzugehörigkeit der Individuen zu einer der vier Bluttypen bedingt, deren gegenseitiges Verhalten durch eine einfache Abbildung ersichtlich gemacht werden kann (Moß).

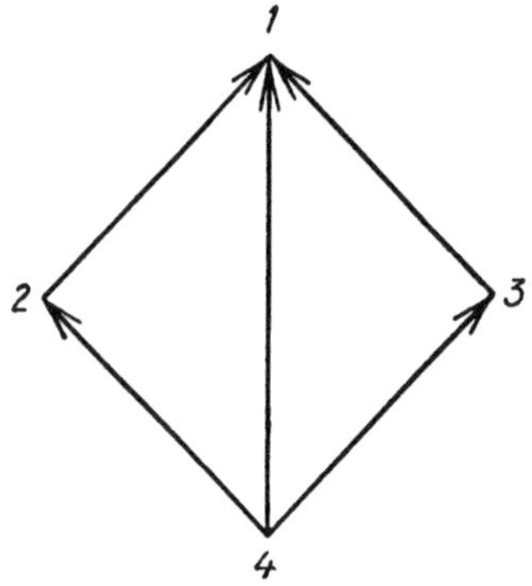

Abb. 1. Gegenseitiges Verhalten der Blutgruppen.

Diese Abbildung besagt, daß die zur Gruppe I gehörigen Individuen von allen anderen Gruppenzugehörigen Blut ohne Störung empfangen können. Sie gelten daher als Universalempfänger. Im Notfall erübrigt sich daher eine Auswertung des Spenders, wenn der Empfänger sicher der Gruppe I angehört.

Die Gruppe II kann nur von Individuen derselben Gruppe oder von solchen der Gruppe IV Blut schadlos annehmen und nur der eigenen Gruppe oder der Gruppe I Blut spenden.

Auch die Menschen der Gruppe III können nur von Gruppengleichen und von Angehörigen der Gruppe IV Blut erhalten, während sie selbst nur Gruppengleichen und der Gruppe I unbeschadet spenden können.

Die zur Gruppe IV gehörigen Individuen hingegen sind als Spender für jede der anderen Gruppen verwendbar, sie selbst aber können nur von Menschen der eigenen Gruppe Blut erhalten. Sie werden als Universalspender bezeichnet.

Diese biologisch ebenso interessante wie praktisch wichtige Feststellung hat wesentlich zur Verwertbarkeit der Bluttransfusion beigetragen. Seit durch Moritsch und Neumüller aus der Klinik Eiselsberg die Auswertung des Spender- und des Empfängerblutes in einer verläßlichen und einfachen Form angegeben wurde, entfällt der Vorwurf der Schwierigkeit und Unsicherheit, der bis dahin nicht ganz mit Unrecht erhoben wurde.

Die Moßsche Probe, früher mit offenen Serummengen angestellt, wurde durch die Einführung des „Hämotest" eine Methode, die mit einfachsten Mitteln innerhalb weniger Minuten mit voller Verläßlichkeit ausgeführt werden kann[1]. Und gerade diese Verläßlichkeit ist ein

---

[1] Die Bemerkung Mandelstamms, daß die Testsera nur wenigen zur Verfügung stehen, hat seit der Einführung des Hämotest keine Gültigkeit

wichtiger Punkt, der geeignet scheint, eine Reihe von anscheinend un-
gelösten Fragen einer Klärung zuzuführen. Es sei nur erwähnt, daß die
Änderung der Gruppenzugehörigkeit durch fieberhafte Erkrankungen,
durch operative Eingriffe in Narkose u. a., wie sie Eden, Takeo Torii
u. a. zu sehen glaubten, durch diese vollkommen exakte Methodik widerlegt scheint. Die früher verwendeten Sera, die nicht mit voller Sicherheit
steril zu halten waren, verloren ihre Wirksamkeit, die sich bald in einer
Abnahme, ja in einem Schwinden ihrer Agglutinationskraft äußerte.
Damit war aber einer falschen Beurteilung Tür und Tor geöffnet. Im
„Hämotest" ist nun ein Standardserum gegeben, das bezüglich der
Gruppenzugehörigkeit und der Agglutinationskraft „ein unter allen
Umständen gleichmäßig wirksames Material darstellt, das unter ständiger
wissenschaftlicher Kontrolle gehalten wird".

Je ein Tropfen Testserum von Gruppe II und III ist in verschieden
gefärbte Glasphiolen (weiße Röhrchen: Gruppe II, braune Röhrchen:
Gruppe III) verfüllt, die zugeschmolzen werden. Auf diese Weise kann
ohne Serumverschwendung und ohne Anwendung aseptischer Maßnahmen
die Reaktion angestellt werden.

Nach Moritsch und Neumüller gestalten sich die Technik und
der Gang der Untersuchung folgendermaßen:

1. Die beiden Objektträger werden am besten auf eine weiße Unter-
lage gelegt, je ein weißes und braunes Röhrchen sowie Feile und Stecher
der Schachtel entnommen.

2. Das weiße Röhrchen wird an beiden Enden abgefeilt und darauf
sein Inhalt auf die mit „2 weiß" beschriebene Stelle des Objektträgers ausfließen gelassen, eventuell leicht ausgeblasen, wobei es vorteilhaft ist, das
eine Ende des Röhr-
chens am Objekt-
träger anzulegen.
In gleicher Weise
verfährt man mit
dem braunen Röhr-
chen, dessen Inhalt
auf den mit „3
braun" bezeichneten
Platz gelegt wird.

3. Mit dem aus-
geglühten oder mit

Abb. 2.   Abnehmen des Blutes vom Ohrläppchen.

Äther gereinigten Stecher wird in das gereinigte trockene Ohrläppchen[1]) des
zu Untersuchenden ein Einstich gemacht, der genügt, um einen Tropfen

---

mehr. Das Hämotest ist vom staatl. serotherapeutischen Institut in Wien
jederzeit und in jeder gewünschten Menge zu beziehen.

Gegen das Hämotest wurde bisher nur eine Stimme laut, die allerdings bei einer Kritik des Falles Kraft am unrichtigen Platz erhoben zu
sein scheint (Beck). Aber solche Dinge müssen besprochen werden. Die
Angabe der Einfüllungszeit kann erwogen werden. Die Erfahrungen über
die Haltbarkeit können ergänzt werden.

[1]) Man verwende nicht die Fingerbeere!

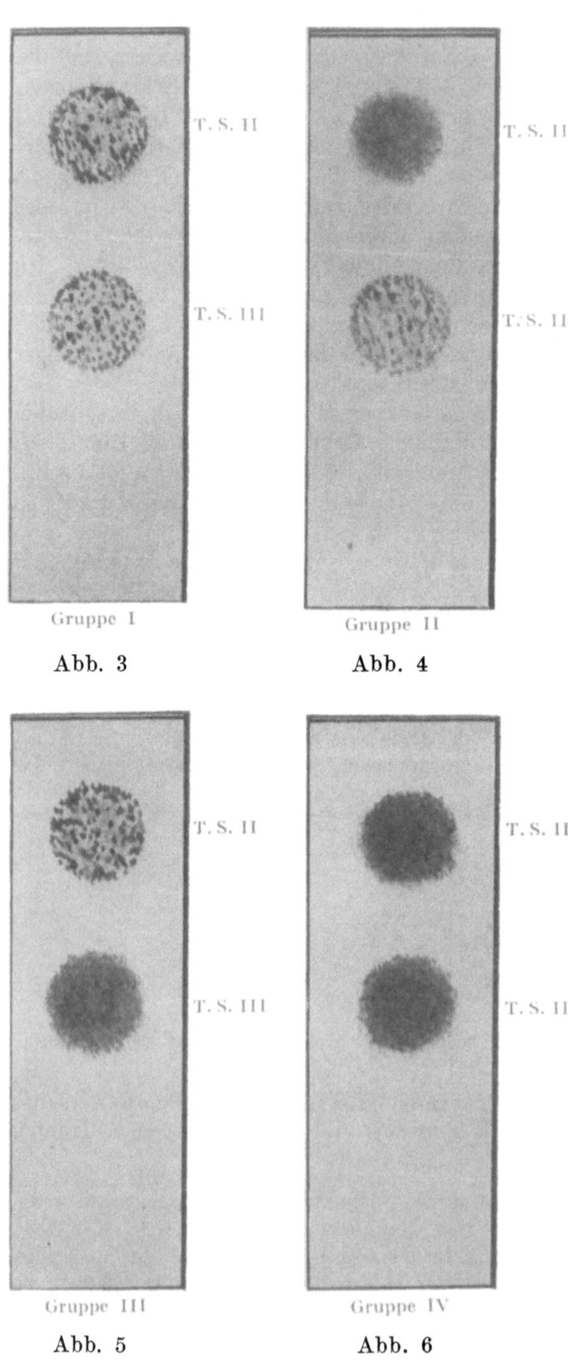

Abb. 3　　　　Abb. 4

Abb. 5　　　　Abb. 6

Abb. 3 bis 6. Die gruppenspezifische Reaktion.

Blut unter leichtem Pressen entnehmen zu können. Mit je einer Ecke des zweiten Objektträgers wird, wie die beigegebene Zeichnung zeigt, ein Tropfen Blut abgenommen und in die bereitliegenden Testsera eingebracht und leicht verteilt, wobei unter allen Umständen vermieden werden muß, daß mit ein und derselben Ecke beide Serumtropfen in Berührung kommen.

4. Unter leichtem Schwenken des flachgehaltenen Objektträgers beobachtet man nun den Ablauf der Reaktion, der innerhalb längstens fünf Minuten vor sich gehen muß. Man wird eines der oben dargestellten Bilder vor sich haben und hat damit die Gruppenzugehörigkeit bestimmt.

5. Ist das sowohl bei Empfänger wie Spender geschehen, so zeigt ein Blick auf das früher angegebene Schema, ob die Transfusion im gegebenen Fall vorgenommen werden kann oder nicht. Die Objektträger werden mit kaltem Wasser abgespült, sorgfältig getrocknet und können dann ohneweiters wieder verwendet werden.

6. Es empfiehlt

sich, die Testsera an einem kühlen Orte aufzubewahren. Haltbarkeit etwa 4 bis 6 Monate [1]).

Die Sicherheit, daß durch die Bestimmung der Gruppenzugehörigkeit jeder Transfusionsschaden vermieden wird, ist die Grundlage ihrer Anwendung. Die reiche Literatur[2]), die darüber besteht, wird durch die Exaktheit der Gruppenbestimmung, die erst durch das Hämotest verbürgt erscheint, eine Sichtung hinsichtlich der Stichhaltigkeit mancher Beobachtung und Beurteilung erfahren müssen. Davon soll hier nicht die Rede sein. Es muß aber zugegeben werden, daß die Gruppenbestimmung in der geschilderten Art als Untersuchung in vitro durch eine solche in vivo eine bedeutende Ergänzung findet. Vorversuche anderer Art als die von Moß haben sich immer wieder als nicht völlig sicher erwiesen. Diejenigen mit Erythrozyten und Plasma aus Zitratblut in kreuzweiser Anordnung (Opitz, Goebel) wurden erst in letzterer Zeit einer kritischen Prüfung unterzogen: der Zusatz von Zitrat hat sich als hämolysehemmend oder wenigstens verzögernd erwiesen. Es soll daher Oxalatblut verwendet werden. Außerdem sollen drei bis vier Parallelversuche gemacht werden (Goebel). Diese Überlegung wurde grundlegend für die Wahl der technischen Methode der Bluttransfusion. Es sei vorweggenommen, daß hierin allein eine einseitige Entscheidung in dieser Frage nicht gefunden werden kann. Immerhin ist die „biologische Vorprobe", die in der Beobachtung der etwaigen Reaktion des Empfängers nach der Einverleibung von 10 bis 12 cm^3 Spenderblut beruht, ein Moment, das volle Beachtung verdient[3].)

Die Gefahren der Bluttransfusion

Hier muß — ehe die Methoden der Bluttransfusion Erwähnung finden — der Gefahren gedacht werden, die jede Bluttransfusion bedingen kann und deren Kenntnis für den Praktiker von größter Bedeutung ist.

Embolie durch Luft oder durch Gerinnsel, oder die Infektion des

---

[1]) P. Moritsch u. H. Neumüller, Wien. klin. Wochenschr. 1923, Nr. 28 und „Gebrauchsanweisung zur Bestimmung der Blutgruppen nach Moß mittels Hämotest". Zirkulare des staatl. serotherapeut. Institutes in Wien.

[2]) Mandelstamm sucht unter Verwendung von hämolysiertem Empfängerblut mit einer „4-Tropfenmethode" den Mangel der Nürnbergerschen 3-Tropfenmethode auszugleichen. Wird bei negativem Ausfall die Probe „umgekehrt" mit hämolysiertem Spenderblut angestellt, dann kann auch unter Umständen die Gruppengleichheit von Spender und Empfänger ermittelt werden.

Auch Bécart (Abadie in Presse méd. 1925, Nr. 15) verwendet hämolysiertes Blut zur Agglutinationsprüfung (Dtsch. med. Wochenschr. 1925, Nr. 28). Benda u. Clerc (ibid. 1924, Nr. 66) beschreiben die Moßsche Probe als die Probe von Beth-Vincent.

[3]) Küttner l. c. Münch. med. Wochenschr. 1925, Nr. 30 s. Beck.

Spenders kann bei mangelhafter Technik und Unvorsichtigkeit vorkommen. Es genügt, daran zu erinnern und Sicherheit und Umsicht als Postulat jedes ärztlichen Eingriffes zu unterstreichen. Überdies wird bei Beschreibung der Technik noch einmal davon gesprochen werden müssen.

Es empfiehlt sich, den zur Blutentnahme verwendeten Arm durch zwei Tage in der Schlinge tragen zu lassen. Durch die Beachtung von Thrombosen bei wiederholter Verwendung desselben Spenders vermeide man unnütze Gefäßbloslegungen.

Komplikationen von seiten des Herzens und der Gefäße können nicht vorausgesehen werden. Der Vorschlag von Pemberton, bei Patienten mit akuter Herzdilatation, bei Arteriosklerose, überhaupt bei bestehenden Herzleiden die Transfusion sehr langsam auszuführen, verdient volle Beachtung.

Die durch Agglutination und Hämolyse bedingten Gefahren können mit Ausnahme seltenster Fälle durch die genaue Beachtung der Gruppenzugehörigkeit von Spender und Empfänger vermieden werden.

Neben diesen wirklichen Gefahren können nach der Bluttransfusion Erscheinungen beim Empfänger auftreten, die den Unerfahrenen beunruhigen. Zunächst kommt es häufig bei vollblütigen Patienten, denen Blut als Styptikum zugeführt wird, zu Temperatursteigerungen, die Nather als akute Überlastung ihres Gefäßsystems erklärt. Diese stets rasch abklingenden Temperatursteigerungen sind ebenso belanglos wie der ab und zu beobachtete Schüttelfrost, der von den meisten Autoren als Reaktion des Körpers auf das körperfremde Eiweiß aufgefaßt wird. Weniger einheitlich ist die Meinung über die echten primären anaphylaktischen Erscheinungen[1]), die ohne später folgende Hämolyse auftreten. Für den Praktiker ist folgendes zu wissen wichtig:

Es gibt Erscheinungen beim Empfänger, die sofort in den ersten Minuten nach Beginn der Blutüberleitung auftreten: Unruhe, jähe Blässe, fleckige Rötung im Gesicht, Angstgefühl, Herzklopfen, Kreuzschmerzen. Trotz der Möglichkeit des raschen Abklingens dieser beängstigenden Zustände soll es sich der Praktiker zur Regel machen, in einem solchen Fall von der Transfusion Abstand zu nehmen.

Geht die Transfusion nach den ersten Minuten glatt vor sich, dann bedeuten — wie oben erwähnt — Fieber und Schüttelfrost, die sich etwa eine bis vier Stunden später zeigen, keine irgendwie ernste Störung. Da die „biologische Probe" (siehe später!) Erscheinungen der ersten Art unter Umständen im Gefolge hat, ist die sichere Gruppenbestimmung vor jeder Art der Bluttransfusion heute eine unabweisbare Forderung.

---

[1]) Die Transfusionsschäden werden außer als Wirkung der Agglutination und Hämolyse oder als anaphylaktische Erscheinungen auch als Fermentwirkung aufgefaßt (Böttner, Freund, Köhler, Morawitz, Moldovan).

Die Wirkung der Bluttransfusion

Die Wirkung der Bluttransfusion richtet sich zunächst nach der Menge des übergeleiteten Blutes. Reichlich übergeführt wirkt es in erster Linie als unmittelbarer Flüssigkeitsersatz. Dies teilt die Bluttransfusion mit allen Infusionsmethoden, sofern diese nicht zu anderem Zweck durchgeführt werden.

Das Besondere der Bluttransfusion liegt auch in diesem Falle nicht nur im Auffüllen des Gefäßsystems, sondern im Ersatz der Erythrozyten[1]). Sie ist die homoioplastische Transplantation unter besten Bedingungen.

Die zugeführten roten Blutkörperchen kommen weiterhin als Sauerstoffträger in Betracht. Diese beiden Wirkungsweisen sind von der Lebensdauer des transfundierten Blutes abhängig, die mit zwei bis drei Wochen berechnet wurde.

Bei einmaliger oder wiederholter Überleitung kleinerer Blutmengen kann man annehmen:

das Bluteiweiß des Transfundates kommt als Nährstoff für den Empfänger in Frage;

bei hämorrhagischer Diathese scheint der unmittelbare Effekt der Bluttransfusion in der Zufuhr blutstillender Stoffe[2]) zu liegen (Fibrinferment, Wildegans);

sämtliche im gesunden Spenderblut enthaltenen Abwehrstoffe und Fermente werden dem Empfängerblut einverleibt;

schließlich scheint es nach den meisten Untersuchungen wahrscheinlich, daß der auf das Knochenmark ausgeübte Reiz von dauernder Wirkung sein kann[3]).

Die Einwirkung des körperfremden aber artgleichen Eiweiß des Spenderserums ist im Sinne einer Proteinkörpertherapie aufzufassen. Hier handelt es sich entgegen der Substitutionswirkung um eine Stimulationstherapie. Die beim Zerfall der roten Spenderblutkörperchen freiwerdenden Eiweißprodukte „sind die Körper, welche auf den ganzen Organismus stimulierend einwirken, ihn zur regeren Organfunktion an-

---

[1]) Die Untersuchungen von G. R. Minot u. R. Isaacs über das Schicksal der transfundierten weißen Blutkörperchen im Falle einer Bluttransfusion von einem Pat. mit chronischer lymphatischer Leukämie zu einem Pat. mit vorgeschrittenem Lymphosarkom und Lymphopenie bedeuten wohl den Beginn weiterer Forschungen in diesem Sinne (Transf. of Lymphocytes. Journ. of the Americ. med. assoc., 1925, Nr. 23).

[2]) A. Kubanyi zergliedert unter Kritik aller übrigen Methoden die Wirkung der Bluttransfusion als Styptikum und befürwortet sie auf das wärmste (Kaynes, Lewisohn, Stegemann u. a.). An der Hand von zehn Fällen wird dies eingehend begründet. Die von Kubanyi transfundierten Mengen scheinen sehr gering zu sein.

[3]) Opitz (Deutsche med. Wochenschr. 1923, Nr. 49): Der Erfolg der Transfusion beruht nicht auf Reizung, sondern auf Entlastung des hämatopoetischen Systems. Die Normoblasten (Folgen der Reizung) schwinden nach der Transfusion prompt aus dem Blutbild. Neuerdings widerlegt von Perič (Monatschr. f. Kindhlkd. 1924, Bd. 29, H. 12).

reizen und besonders alle die Stätten der roten Blutkörperchenneubildung zur vermehrten Produktion anregen" (Hempel).

Es ist mithin bei der reinen Ersatztherapie der volle Erfolg von einer reaktionsfreien Bluttransfusion zu erwarten, ein Vorgang, den wir ja unter allen Umständen anstreben. Aber Hempel weist sehr richtig darauf hin, daß zur „Protoplasmaaktivierung auch einmal eine mit

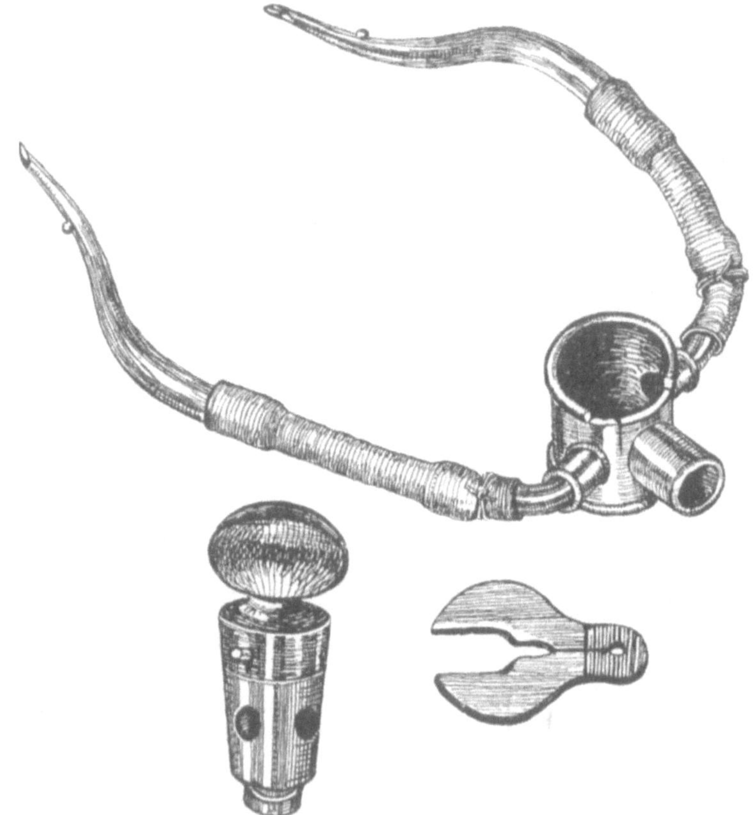

Abb. 7.   Bluttransfusionsapparat nach Oehlecker.

Reaktionen ablaufende Bluttransfusion, bei der ein starker Erythrozytenzerfall eintritt, günstig einwirken kann". Im übrigen kommt es wohl bei den meisten Transfusionen zu einem Zusammenwirken beider Faktoren.

Die Methoden der Bluttransfusion

Es ist unzweckmäßig, von direkten und indirekten Methoden zu sprechen. Denn die wirklichen direkten Methoden (z. B. Einbinden der Art. radial. des Spenders in die Kubitalvene des Empfängers) werden

heute nicht mehr geübt. Wichtig ist hingegen, ob unverändertes oder
verändertes (defibriniertes, mit Natrium citricum versetztes) Blut zur
Verwendung kommt.

Es ist kein Zweifel, daß die Möglichkeit der Gerinnung des Blutes
bei jeder Methode mit unverändertem Blut gegeben ist. Daß wir diese
trotzdem der Zitratblutmethode vorziehen, wurde früher begründet.

Das von Deutschland ausgegangene und dort
und in Österreich derzeit am meisten geübte Verfahren
ist das von Oehlecker[1]).

Das Prinzip der Methode ist „ein einfaches
Hinüberpumpen des Blutes von Vene zu Vene mit
Hilfe eines Zweiwegehahns und von Glasspritzen. Das
Blut des Spenders wird von der Peripherie her aus
der Ellbeugenvene angesaugt und nach Umstellen
des Hahnes dem Kranken sofort eingespritzt. Der
Hahn wird dann abgestellt, eine zweite Spritze mit
etwas Kochsalzlösung wird aufgesetzt. Das System
wird mit dieser Kochsalzlösung rein gespritzt und es
beginnt dann wieder das Ansaugen und Hinüberpumpen".

Der hiezu erforderliche Apparat[2]) ist in seinen
wesentlichen Teilen aus Abb. 7 und 8 ersichtlich:

In möglichster Anlehnung an die Originalmit-
teilung von Oehlecker und unter teilweiser Benüt-
zung der dort wiedergegebenen Bilder läßt sich sein
Verfahren folgendermaßen beschreiben:

Spender und Empfänger werden nebeneinander
gelagert, wie es Abb. 9 und 10 zeigen.

Alles richtet sich bei der Lagerung nach der Vene
des Spenders, die als die beste und kräftigste in der
Ellenbeuge ausfindig gemacht wurde. Um bequemer
arbeiten zu können, ist es gut, wenn die Arme etwas
schräg liegen. Die Hand des Spenders liegt immer
gegenüber der linken Hand des davorstehenden Ope-
rateurs. Die Venenstrecken, die freigelegt werden
müssen, sollen möglichst nach dem Apparat zu
konvergieren. Wenigstens soll die Vene des Spenders
in diesem Sinne liegen und es wird dementsprechend
der Arm des Spenders oberhalb oder unterhalb

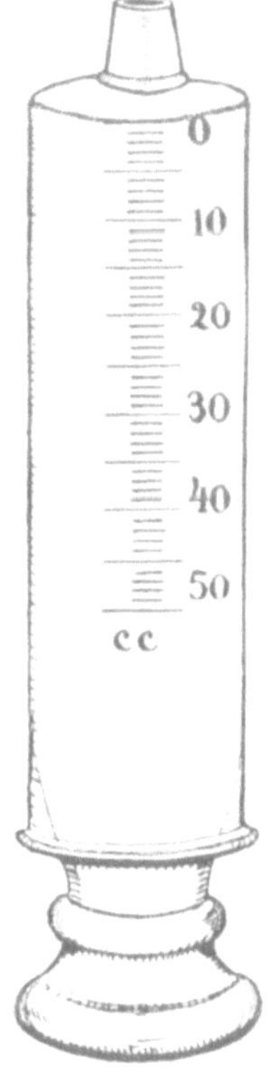

Abb. 8. Bluttrans-
fusionsapparat
nach Oehlecker.

des Empfängerarmes gelagert. Beim Spender muß die Glaskanüle
möglichst gut in der Venenrichtung liegen, beim Empfänger ist dies nicht
so nötig, da das Blut hineingepreßt wird. Je mehr die Vene beim

---

[1]) Die Beschreibung der Methode folgt zum Teil wörtlich der Darstellung
von Oehlecker, Technische Einzelheiten meiner Methode der direkten
Bluttransfusion von Vene zu Vene. Dtsch. Zeitschr. f. Chir. 1924, Bd. 165,
Heft 5/6.

[2]) Hergestellt von der Firma Krauth, Hamburg, Gänsemarkt 58.

Empfänger distalwärts freigelegt wird, je weniger braucht er an den Spender heranzurücken.

Die Arme werden mit Äther und Alkohol desinfiziert. Der Assistent,

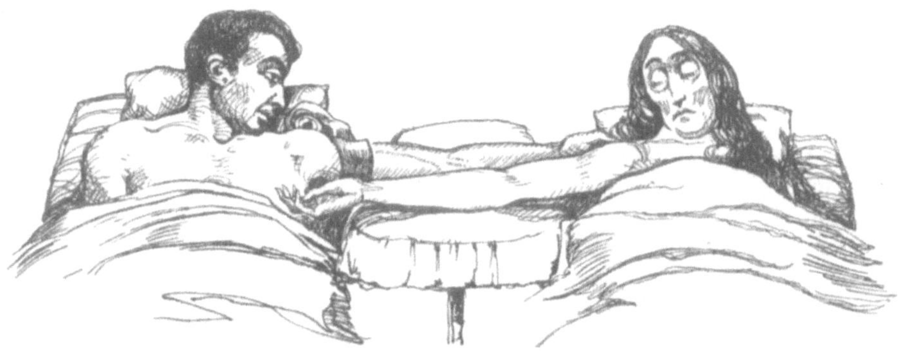

Abb. 9.   Lagerung bei der Bluttransfusion nach Oehlecker.

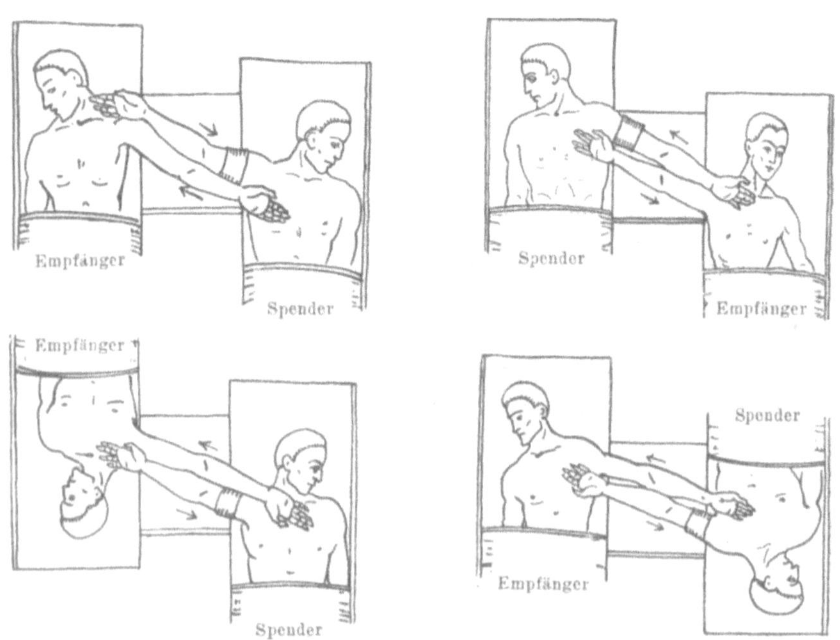

Abb. 10.   Lagerung zur Bluttransfusion nach Oehlecker.

der die Stauung übernimmt, steht außen an der freien Schulter des Spenders und legt sich von hier aus die Gummibinde so zurecht, daß er sie bei Beginn der Transfusion sicher unter dem Operationstuch anziehen

kann, ohne den Operateur allzusehr zu stören. Ist das Operationsgebiet
abgedeckt, so wird in Lokalanästhesie beim Spender und beim Empfänger
eine Ellbeugenvene in nicht zu geringer Ausdehnung übersichtlich freigelegt. Unter der Vene werden in üblicher Weise zwei Katgutfäden
durchgeführt: der eine um die Vene zuzubinden (beim Spender zentral,
beim Empfänger peripher), der andere Faden als Zügel beim Einführen
der Glaskanüle und zum Zubinden der Vene am Schluß der Transfusion. In der Mitte wird unter der Vene ein Seidenfaden durchgezogen
(kleine Seitenästchen sind event. abzubinden). Nachdem gegebenenfalls
die Lage der Arme und die Stellung der Glaskanülen noch etwas
korrigiert sind, wird mit einer scharfen Schere die Vene des Empfängers
angeschnitten und der eine Kanülenarm des Apparates hineingeschoben.
Die Kanüle muß sich glatt und bequem vorschieben lassen. Der Seidenfaden wird geschürzt, die Glaskanüle bis zum Knöpfchen zurückgezogen und
jetzt wird fest zugeknotet. Dann wird die zweite Kanüle fest eingebunden.

Nun wird auf den Apparat die Glasspritze mit etwas Kochsalzlösung aufgesetzt und das Wasser nach beiden Seiten eingespritzt, um
sich zu überzeugen, ob die Wege für das Blut frei sind: man dreht
zuerst den Hahn, der bis jetzt in Mittelstellung war, zum Spender,
drückt gegen den Strom etwas Kochsalzlösung hinein, dreht nach dem
Empfänger und entleert hierhin den Rest der Lösung. Nun wird wieder
der Hahn zum Spender gedreht und es beginnt das Ansaugen des Blutes,
während der Assistent die Staubinde unter dem Operationstuch anzieht.

Eine gut abgestimmte Stauung ist ein sehr wichtiger
Punkt für den glatten Verlauf der Transfusion. Am besten
und einfachsten bleibt die zirkulär angelegte, weiche Staubinde. Wer bei
der Transfusion die Stauung übernimmt und keine große Übung hat,
der möge vorher am Arm das Optimum der Stauung ausprobieren, damit
die Transfusion möglichst ohne Störung vor sich geht. Sehr oft wird
der Fehler gemacht, daß die Gummibinde zu stark angezogen wird. Ist
die Stauung gut, so pflegt der Stempel der Spritze gewöhnlich ganz von
selbst — ein imponierendes Schauspiel — durch das Blut hochgetrieben
zu werden. Läßt man den Spender die Faust ballen (was man am besten
erst dann macht, wenn 30 oder 40 *cm*³ Blut eingelaufen sind, damit der
Spender nicht ermüdet), so sieht man, wie mit einem Ruck der Stempel
höher geht. Im allgemeinen sucht man natürlich durch leichten Zug am
Spritzenstempel ein möglichst schnelles Füllen der Spritze zu erreichen.
Hiebei muß es aber vermieden werden, daß die Glasspritze, die mit einer
kurzen Drehbewegung fest eingesetzt ist, in dem Metallansatz sich lockert,
weil sonst Luft mit eingesogen wird. Man muß daher die Spritze mit
zwei Fingern fixieren oder, wenn die Spritze schon etwas gefüllt ist, kann
man auch den Daumen auf den Rand des Zylinders setzen und mit den
anderen Fingern den Stempel anziehen.

Während das Blut angesaugt wird, muß vermieden werden, die
Glaskanüle in die Vene zu weit vorzuschieben oder zu sehr anzuziehen,
weil manchmal ventilartige Verschlüsse zustande kommen, die das Eintreten des Blutes in die Glaskanüle beeinträchtigen. Nach kurzer Zeit

wird man aber herausfühlen, wie man am besten das Einlaufen des Blutes in die Spritze möglichst befördern kann. Übt man mit dem Spritzenstempel einen zu starken Zug aus, so saugt man die dünnne Venenwand

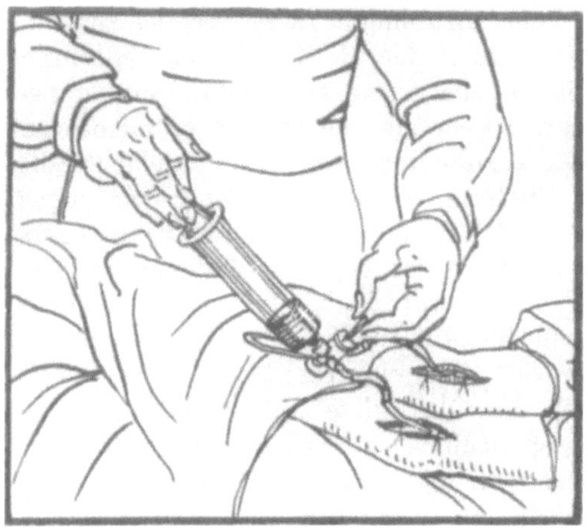

Abb. 11.   Fixieren der Spritze

an. Man sieht dann ein Flattern der Vene. (Da der Stempel der Glasspritze so geschliffen ist, daß der Zylinder beim Ausspritzen möglichst restlos entleert wird, so klemmt er sich manchmal vorn etwas fest. In diesem Falle muß man bei Beginn des Ansaugens den Stempel durch eine drehende Bewegung lösen und anziehen.)

Gegebenenfalls muß der Assistent durch Lockerlassen oder Anziehen der Binde die Stauung regulieren. Sollte der Spender recht schwache Venen haben, so kann man das Austreiben des Blutes nicht nur durch Ballen der Faust, sondern auch durch mechanisches Ausstreichen zentralwärts befördern. Wenn der Spender eine kräftige Vene hat und die Stauung gut ist, so dauert das Ansaugen von 50 cm^3 Blut beim Spender und das Einspritzen zum Empfänger — letzteres kann sehr schnell geschehen — im ganzen etwa 20 Sekunden. Aber selbst wenn es die drei- oder vierfache Zeit dauern sollte, so würde das gar nichts ausmachen, weil in dieser Zeit keine Gerinnung eintritt. Wer die Methode das erstemal ausprobiert, der kann ja zunächst auch kleinere Mengen als 50 cm^3 hinüberpumpen.

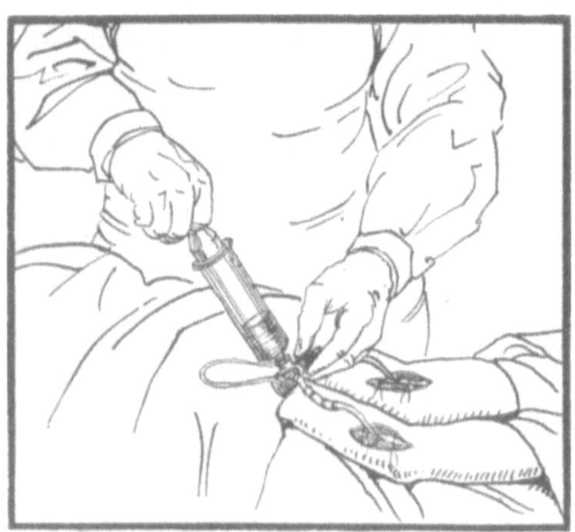

Abb. 12.   Der Stempel wird angezogen

Sind 50 cm^3 hinübergeleitet, so wird die Spritze abgenommen, nachdem der Hahn in der Mittelstellung abgestellt ist. Die Schwester reicht jetzt eine neue Glasspritze, in der etwa 20 cm^3 Kochsalzlösung enthalten sind.

Von dieser Lösung werden mit kräftigem Ruck etwa 5 cm^3 nach Drehen des Hahnes auf die Spenderseite hineingedrückt.

Hiebei muß man erst auf den Stempel drücken und dann den Hahn nach der Spenderseite umstellen, um den andrängenden Blutstrom kräftig zurückzustoßen. Dieses Kochsalzeinspritzen geht also gegen den Venenstrom. Der Hahn wird dann nach der Empfängerseite gedreht und so der Rest der Kochsalzlösung auf die Empfängerseite kräftig eingespritzt. Nun sind die Glaskanülen wieder völlig frei von Blut und ganz klar. (Sollte sich bei fehlender Übung zuerst etwas Niederschlag an den Glaskanülen zeigen, so schadet dies auch nicht.) Der Hahn wird jetzt nach der Spenderseite gedreht und man

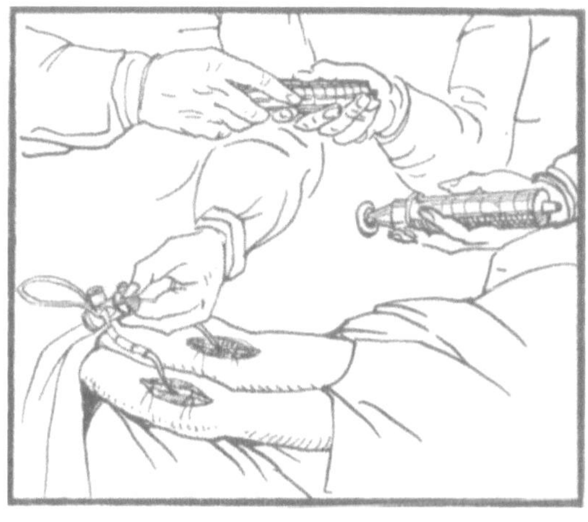

Abb. 13. Zureichen d. Spritze mit Kochsalzlösung.

saugt wieder 50 cm^3 Blut an (bzw. man läßt 50 cm^3 durch den künstlich erhöhten Blutdruck spontan einfließen), d. h. der Spiegel des Blutes muß etwa 5 cm^3 oberhalb der 50 cm^3-Marke stehen, weil wir ja die 5 cm^3 Kochsalzlösung, die wir einspritzen und gleich wieder ansaugen, abrechnen müssen. Dann wird wieder der Hahn umgestellt und die 50 cm^3 dem Empfänger eingespritzt. Der Hahn wird auf 0 gestellt, die Spritzen abgenommen. Die Schwester reicht dann wieder die erste Spritze, die inzwischen von der Schwester in Kochsalzlösung ausgespült und wieder mit etwa 15 bis 20 cm^3 Lösung gefüllt ist.

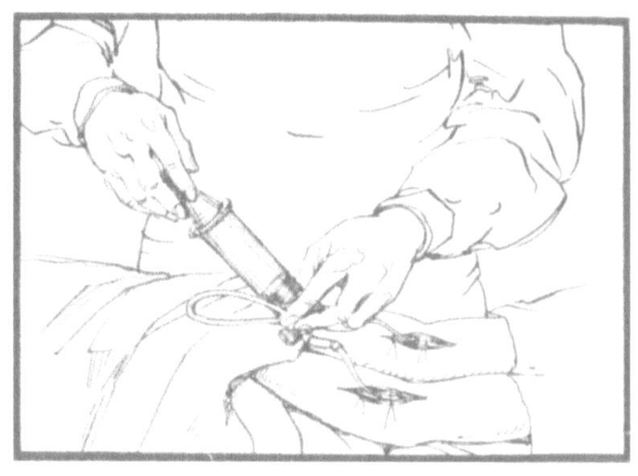

Abb. 14. Überleiten des Blutes.

Es ist wichtig, folgendes zu beachten: Beim Durchspritzen mit Kochsalzlösung wird der Hahn: Spender—Empfänger—Spender gestellt und nicht einfacher: Empfänger—Spender.

Es kommt eben vor allem darauf an, die Spenderseite frei zu halten. Darum drückt man hier sofort das Blut zurück, bevor sich erst wieder viel aufgestaut hat. Ferner ist das Abmessen von 5 cm^3 Kochsalzlösung für die Spenderseite leichter, wenn die Spritze noch mehr gefüllt ist. Der Hauptgrund ist aber: es soll das Einspritzen von Luftblasen vermieden werden. Spritzt man beim Spender eine Luftblase mit der Kochsalzlösung ein, so kommt diese beim gleich darauffolgenden Blutansaugen wieder mit heraus. Beim Empfänger würde die Luftblase in den Kreislauf eingespritzt. Der Konus der Glasspritze darf nicht ganz an den Boden des weiblichen Metallkonus heranreichen, weil sonst ein festes Einsetzen der Glasspritze nicht möglich ist. In diesem kleinen Spalt kann sich also beim Ab- und Einsetzen der Spritze eine Luftblase bilden. Wer ganz genau sein will, der kann in den Metallansatz, der ja beim Arbeiten schräg nach oben steht, erst etwas Kochsalzlösung einspritzen, bevor er die Spritze aufsetzt. Dieses ist aber nicht nötig, wenn man Hahnstellung: Spender—Empfänger—Spender ausführt.

Das Ausspülen der Spritzen macht man am bequemsten so, daß man zwei bis drei sterile Schalen mit Kochsalzlösung auf dem Instrumententisch nebeneinander stellt. Das Reichen und Nehmen der Glasspritzen muß erst geübt werden, weil der Glasstempel in den Spritzen leicht hin- und herrutscht und Luftblasen in die Kochsalzlösung kommen. Die Spritze füllt man mit Kochsalzlösung und drückt die meist entstehende Luftblase durch Halten des Konus nach oben hinaus. Nun muß die Schwester beim Darreichen der Spritze den Stempel mit dem kleinen Finger fixieren, damit er sich nicht mehr in dem Zylinder bewegt. Der Operateur muß ebenfalls beim Abnehmen der mit etwas Kochsalz gefüllten Spritze so zufassen, daß mit dem kleinen Finger der Stempel am Hin- und Herrutschen gehindert wird (siehe Abb. 12). Ist die genügende Blutmenge übergeführt, so erhält der Spender sofort Kochsalzlösung, nachdem die Stauungsbinde abgenommen ist. Man injiziert volle Spritzen auf die Spenderseite, nachdem man natürlich vorher den Apparat nach der Empfängerseite klar gespült hat, damit hier inzwischen keine Gerinnung auftritt. Bei dem Einspritzen der Kochsalzlösung auf der Spenderseite ist darauf zu achten, daß keine Luftblase mit eingespritzt wird. Man muß daher jedesmal, wenn man die Spritze mit der Kochsalzlösung aufgesetzt hat, erst ein klein wenig den Stempel anziehen; es steigt dann sofort ein etwaiges Luftbläschen in der Kochsalzlösung hoch.

Daß die Wunden aufs peinlichste versorgt werden müssen, daß zum Schluß der Transfusion vor allem zuerst der gesunde Spender genäht wird, daß bei der Ausführung der Transfusion die Asepsis streng gehandhabt werden muß usw., versteht sich von selbst.

Außer dem beschriebenen Oehleckerschen Apparat ist kein anderes als das gewöhnliche Instrumentarium bei Ausführung einer kleineren Operation (Skalpell, Schere, Pinzette) nötig.

In der Beschreibung der Transfusionsmethode nach Percy folge ich zum größten Teil den Ausführungen von Nather und Ochsner in ihrer ersten Mitteilung in der Wiener klinischen Wochenschrift 1923, Nr. 39, deren Abbildungen zum Teil nachgezeichnet wurden.

Sehr richtig sagt Nather, daß die Beschreibung der Technik der Bluttransfusion nach Percy in der Schilderung des von ihm als Blutüberträger verwendeten Glaszylinders gipfelt. Diese Röhre stellt eine Modifikation der von Kimpton-Brown konstruierten Röhre dar. Ein zirka 40 cm langer Glaszylinder mit etwa 6 cm Durchmesser trägt oben einen dicken, etwa 7 cm langen Fortsatz, an welchem ein Gummirohr zum Saugen und Lufteinpressen angesetzt werden kann. Das untere Ende des Glaszylinders ist in einen allmählich sich verjüngenden Fortsatz ausgezogen, der bis zur Spitze langsam absteigend in zwei aufeinander senkrechten Ebenen um 90 Grad abgebogen ist. Der gebogene, sich verjüngende untere Fortsatz dient zum direkten Einführen des Glaszylinders in eine Vene.

Für das gute Gelingen einer Bluttransfusion mit Hilfe des beschriebenen Glasrohres nach Percy ist die richtige Vorbereitung des Glaszylinders von ausschlaggebender Bedeutung.

Die Röhre wird entweder durch Kochen od. trocken in der üblichen Weise sterilisiert. Nachdem sie gut ausgetrocknet ist, so daß nirgends

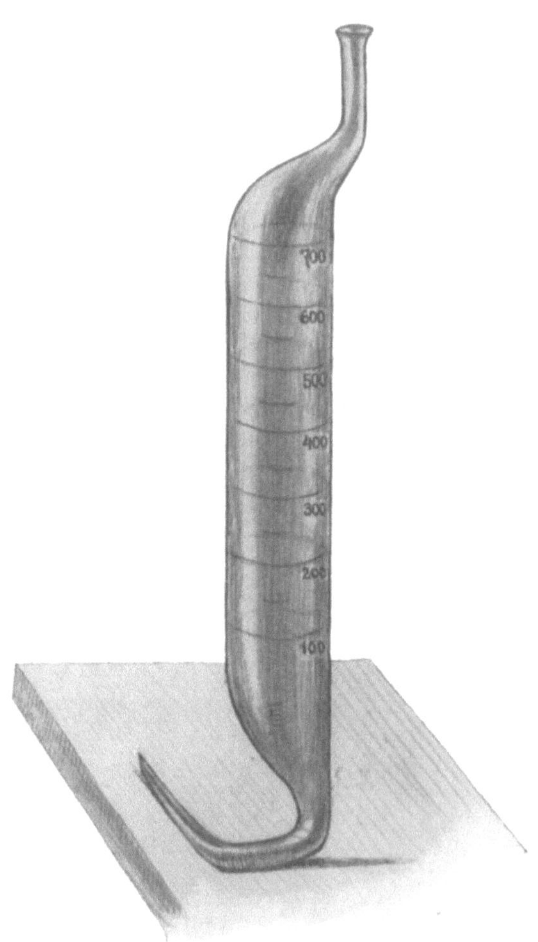

Abb. 15. Transfusionsröhre nach Percy.

mehr im Inneren Wasserspuren nach dem Kochen zurückgeblieben sind, wird ihr Inneres ausparaffiniert. Bevor man jedoch darangeht, tut man gut, das Rohr mit absolutem Alkohol und hierauf noch mit Äther durchzuspülen, um ja mit Sicherheit alle Wasserreste zu entfernen, die ein kunstgerechtes Ausparaffinieren unmöglich machen würden. Die letzten Reste des Äthers werden mit einem Gummibläser aus dem Glasrohr ausgeblasen.

Nunmehr folgt das Ausparaffinieren des Rohres. Zu diesem Zweck schmilzt man in einem sterilen Metalltiegel ein Stück Paraffin mit einem Schmelzpunkt von etwa 50 bis 60 Grad ein, so daß man ungefähr 15 bis 20 cm^3 flüssiges Paraffin beim Erhitzen erhält. Das Paraffin ist

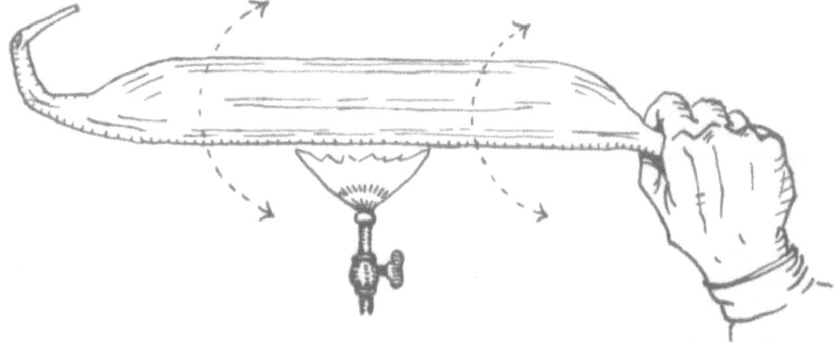

Abb. 16.   Erwärmen des Rohres.

als steril anzusehen, wenn es in dem Tiegel zu dampfen beginnt. Gleichzeitig wärmt man das Glasrohr über der offenen Gasflamme in der Weise, daß man es in seiner Längsachse dreht und in seiner ganzen Länge, mit Ausnahme des oberen geraden Fortsatzes, gleichmäßig zu erhitzen bestrebt ist. Zu diesem Zweck muß man sich nicht unbedingt steril waschen, da

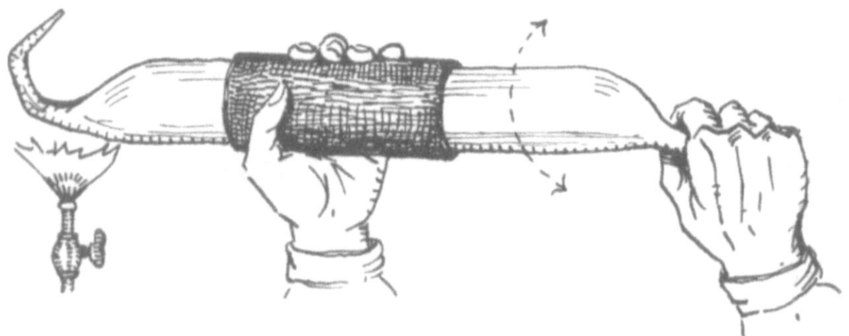

Abb. 17.   Erwärmen der Enden des Rohres.

man zum Anfassen des Rohres wegen der Hitze ohnehin ein steriles Tuch verwenden muß.

Am besten geht man so vor, daß man den Glaszylinder mit der rechten Hand an seinem oberen geraden Fortsatz faßt und mit der Erwärmung der mittleren Partie des Rohres beginnt.

Ist diese heiß geworden, dann faßt man mit einem sterilen Tuch das Rohr mit der linken Hand in der Mitte und erwärmt in der gleichen Weise durch Drehen die beiden Enden mit Ausnahme des geraden Fortsatzes.

Wenn so das ganze Rohr gleichmäßig heiß ist, dann taucht man die Spitze des unteren Fortsatzes in das heiße flüssige Paraffin ein und saugt dieses am einfachsten mit dem Mund vom oberen geraden Fortsatz aus in das Innere der Glasröhre. Sobald das flüssige Paraffin in das Innere der Glasröhre aufgesogen ist, wird diese horizontal gestellt, so daß sich das Paraffin in der ganzen Ausdehnung des Glaszylinders ausbreitet. Durch fortgesetztes Drehen um die Längsachse wird nunmehr die ganze Innenfläche des Glaszylinders mit dem Paraffin in Berührung gebracht. Sobald die ganze Innenfläche des Zylinders mit Paraffin benetzt ist, läßt man den Überfluß desselben durch Aufstellen des Rohres aus dem geraden Ansatz ausfließen. Hierauf wird das Rohr wieder horizontal eingestellt und am besten vor einem offenen Fenster oder einem Föhnapparat mit kalter Luft so lange um die Längsachse gedreht, bis das Paraffin an den Innenwänden vollkommen erstarrt ist. Da das Paraffin am schnellsten an der Spitze des schneckenförmigen Fortsatzes erkaltet, kommt es bei der etwa 2 *mm* weiten Lichtung fast regelmäßig zur Verstopfung des Lumens mit erstarrten Paraffinmassen. Das Lumen wird sofort wieder durchgängig, wenn man, sobald das ganze Rohr abgekühlt ist, die Spitze vorsichtig über der Flamme erwärmt, wobei man die Spitze senkrecht einstellt. Ist das Paraffin in der Spritze wieder flüssig geworden, so entfernt man dieselbe aus der Hitze und saugt nunmehr am geraden Fortsatz des Glaszylinders mit einigen tiefen Inspirationen Luft an. Auf diese Weise wird das Lumen der Spitze sofort wieder durchgängig, bleibt aber noch mit einer dünnen Schicht Paraffin ausgekleidet. Wenn das Glasrohr richtig ausparaffiniert ist, dann erscheint es wie ein trübes Milchglas in der ganzen Ausdehnung seines Lumens von einem gleichmäßigen zarten Paraffinschleier überzogen.

Ein derart vorbereitetes Rohr kann unter sterilen Kautelen bis zur Verwendung mehrere Tage, ja wochenlang aufbewahrt werden. Aus praktischen Gründen empfiehlt es sich stets, mehrere solcher präparierten Röhren vorrätig zu halten, so daß man sie jederzeit gebrauchsfähig bei der Hand hat.

Bei einiger Übung und Geschicklichkeit ist es ein Leichtes, innerhalb weniger Minuten eine Röhre kunstgerecht auszuparaffinieren, wenn nur das Innere des Glasrohres gut gereinigt und absolut trocken ist.

Außer dieser ausführlich beschriebenen Röhre braucht man bei Percy noch zwei spezifische Instrumente, zwei Gefäßklemmen und zwei feine Pinzen.

Bei Spender und Empfänger — beide ebenso vorbereitet wie oben bei Oehleckers Methode beschrieben wurde — wird nun in Lokalanästhesie von einem ganz kleinen Hautschnitt aus, ähnlich wie zu einer intravenösen Kochsalzinfusion, eine Vene freigelegt.

Vor der Freilegung der Vene empfiehlt es sich, um den Oberarm des Spenders die Gummibinde eines Janetschen Blutdruckmeßapparates anzulegen und mit dem Gebläse einen Druck von ungefähr 60 bis 70 *mm* Quecksilbersäule einzustellen, da unter diesem konstanten Druck erfahrungsgemäß die Blutentnahme am raschesten gelingt.

Nachdem die Vene in einer Strecke von etwa 2 *cm* freigelegt ist, wird sie zur Transfusion vorbereitet. Die Vorbereitung ist bei Spender und Empfänger eine verschiedene. Beim Spender wird die Vene zuerst zentralwärts im proximalen Wundwinkel unterbunden. Im distalen Wundwinkel wird sie mit einer gummibedeckten Gefäßklemme provisorisch abgeklemmt. Bei dieser Technik ist das Venenstück zwischen Ligatur und Klemme mit Blut prall gefüllt, wodurch die exakte Eröffnung des Lumens nach Inzision der Vorderwand wesentlich erleichtert wird. Die Ecken der inzidierten Venenwand werden sofort mit zwei feinen Gefäßklemmen gefaßt, durch deren Anheben man späterhin das Lumen mit Leichtigkeit zum Klaffen bringen kann. Es empfiehlt sich, die Inzision der Venenwand nahe an der Ligatur und entfernt von der Gefäßklemme anzulegen, so daß man mit der Spitze des schneckenförmigen Fortsatzes bequem auf eine gewisse Strecke innerhalb der Vene vordringen kann, bevor man die provisorische Klemme abnimmt. Distal von dieser legt man noch eine Ligatur um die Spendervene herum, welche

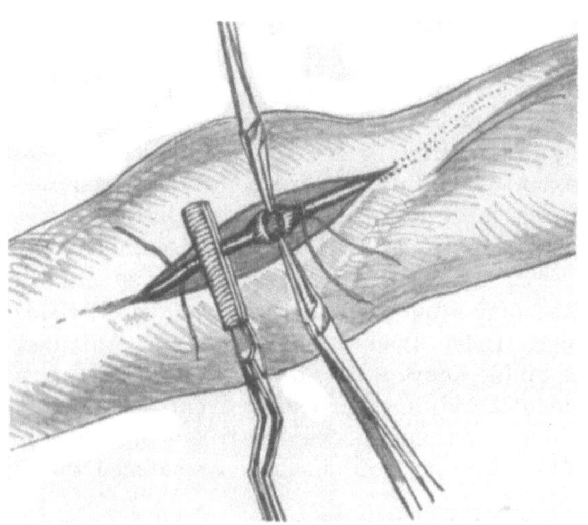

Abb. 18. Vorbereitung der Vene beim Spender.

nach erfolgter Blutentnahme rasch zugeknüpft werden kann.

Beim Empfänger wird zuerst die Gefäßklemme im proximalen Wundwinkel angelegt, hierauf folgt die Ligatur der Vene im distalen Wundwinkel. Durch das vorhergehende Anlegen der Gefäßklemme erreicht man wieder eine gute Blutfüllung im Venenstück zwischen Klemme und Ligatur, wodurch die Eröffnung des Lumens sehr erleichtert ist. Auch erfolgt die Inzision des abgesperrten Venenstückes möglichst nahe an der Ligatur. Die Wundlefzen der Venenwand werden mit zwei zarten Gefäßklemmen gefaßt.

Eine Stauungsbinde wird am Arm des Empfängers, wenn sie überhaupt nötig ist, nur bis zur Freilegung der Vene angelegt.

Das paraffinierte Glasrohr ist inzwischen an seinem geraden oberen Fortsatz mit einem Gummischlauch armiert worden, der durch einen Zweiweghahn mit einem Saug- und einem Druckgummiballon in Verbindung steht.

Hierauf werden in den senkrecht gestellten Glaszylinder, respektive

in den schneckenför-
migen Fortsatz des-
selben zirka 10 bis
15 cm^3 kalten, sterilen,
flüssigen Paraffinöls
aufgesaugt und die
Spitze des Rohres mit
dem sterilen Finger ab-
geschlossen.

Das nunmehr un-
mittelbar gebrauchs-
fähige Glasrohr wird
jetzt mit der Spitze
des schneckenförmigen
Fortsatzes distalwärts
in die Vene des Spen-
ders eingeführt, wobei
man etwas Paraffin
aus der Röhre ablaufen

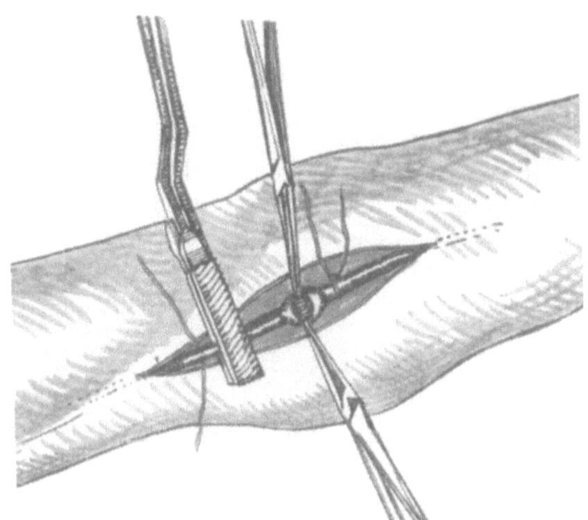

Abb. 19. Vorbereitung der Vene beim Empfänger.

läßt und die provisorische Gefäßklemme abnimmt. Durch Aufheben der
liegenden Gefäßklemmen gelingt es mühelos, in das Venenlumen ein-

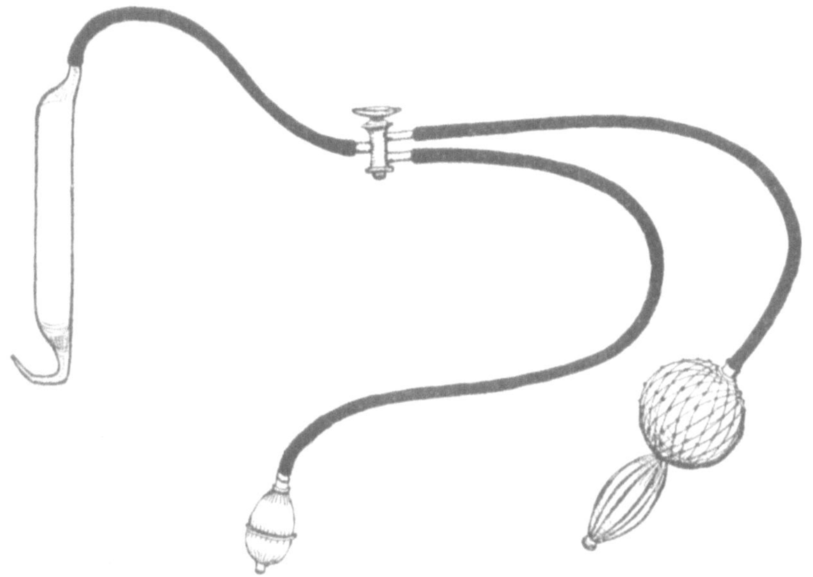

Abb. 20. Die armierte Percyröhre.

zudringen und die Spitze des schneckenförmigen Fortsatzes so weit nach
distal in die Vene einzuschieben, daß das Lumen durch das Glas geradezu
austamponiert ist und der gesamte Blutstrom aus der Peripherie des

Armes durch das Lumen des schneckenförmigen Fortsatzes in den Glas-
zylinder aufsteigen muß. Das flüssige Paraffin wird dabei vom auf-
steigenden Blutstrom in die Höhe verdrängt. Um ein möglichst rasches
Einfließen des Blutes zu sichern, empfiehlt es sich, durch Anspannen der
Ligatur den distal gelegenen Venenabschnitt zu strecken, so daß die
Spitze des Glasrohres genau in der Verlaufsrichtung der Vene liegt und
keine Abknickungen der Venenwand an der Spitze des schneckenförmigen
Fortsatzes zustande kommen.

Wenn man außerdem den Patienten auffordert, regelmäßig die

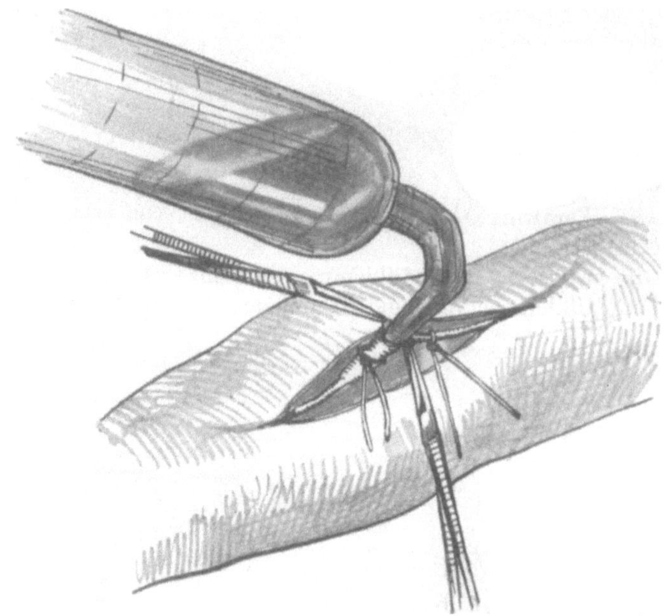

Abb. 21. Abnahme des Blutes vom Spender.

Faust auf- und zuzumachen, steigt das Blut ganz von selbst mit geradezu
überraschender Schnelligkeit in den Glaszylinder hinauf, ohne daß es
überhaupt notwendig würde, das Aufsteigen des Blutes durch Ansaugen
zu beschleunigen. In der Regel spendet ein normaler Mann mittleren
Alters in zwei bis vier Minuten 500 bis 700 cm^3 Blut.

Sobald die gewünschte Menge Blutes dem Spender entnommen ist,
wird die Stauungsbinde gelockert, das Glasrohr aus der Vene heraus-
gezogen, die Lichtung mit dem Finger zugehalten und vom Assistenten
die provisorisch gelegte Ligatur um die Vene zugezogen.

Sofort führt der Operateur die Spitze des schneckenförmigen Fortsatzes unter Abtropfenlassen von wenigen Tropfen Blut proximal-
wärts in die Vene des Empfängers ein. Die provisorische Gefäß-

klemme wird von proximal abgenommen und wiederum tamponiert das Glasrohr das Venenlumen derart aus, daß nichts neben dem Rohr abfließen kann.

Unter leichtem Druck mit dem Druckballon wird nun das Blut aus dem Glaszylinder dem Empfänger eingeflößt. Ist das Zeitmaß des Einfließens zu schnell, genügt ein leichter Druck mit dem Finger auf die Vene vor der Spitze des Glasrohres, um die Einflußgeschwindigkeit zu verlangsamen. Will man das Einfließen vorübergehend hemmen, dann genügt es, mit einer leichten Drehung des Rohres die Venenwand an der Spitze abzuknicken, so daß nichts weiter durchströmen kann. Anderseits stellen solche Abknickungen der Venenwand bisweilen den Grund dar, warum das Einfließen der Blutes aus dem Rohr in die Empfängervene trotz Anwendung von leichtem Druck mit dem Gummiballon nicht recht gelingen will. Es genügt dann vollauf, wenn man sich durch Anziehen der Ligatur das proximale Venenstück anspannt und durch Drehungen und Senkungen des Glasrohres die Spitze des schneckenförmigen Fortsatzes genau in die Verlaufrichtung der Vene einstellt.

Während man das Blut einfließen läßt, wird der Puls und das allgemeine Aussehen des Patienten genau kontrolliert. Der Patient wird nach Rückenschmerzen, Atembeschwerden und Herzklopfen befragt. Dies ist zwar in der Regel ganz überflüssig, da man bei exakter vorheriger Gruppenbestimmung niemals Zwischenfälle während der Transfusion erlebt. Immerhin soll aber trotz allem die Beobachtung des Patienten, wie überall, so auch hier, zu einer Gewohnheitsregel geworden sein.

Gewöhnlich ist eine Blutmenge von 500 bis 700 cm^3 aus dem Glasrohr innerhalb von zwei bis vier Minuten in das Gefäßsystem des Empfängers übergeflossen, wenn man nicht aus bestimmten Gründen (Herzschwäche?) die Transfusion in einem langsameren Tempo auszuführen vorzieht.

Praktisch allerdings braucht man sich insbesondere bei anämischen Zuständen nie vor einer zu raschen Überbelastung des Empfängerherzens zu fürchten, da mit der besseren Durchblutung der Koronargefäße auch die Arbeitskraft des Herzens unmittelbar steigt.

Sobald das Blut aus dem Glaszylinder bis in den schneckenförmigen Fortsatz abgelaufen ist, trägt man Sorge, das Rohr rechtzeitig aus der Vene zu entfernen, um das Einfließen von Paraffin zu vermeiden. Die provisorisch angelegte Ligatur wird in dem Moment geknüpft und damit ist die Transfusion abgeschlossen.

Das gebrauchte Glasrohr wird sofort mit kaltem Wasser so lange durchgespült, bis alles Blut entfernt ist. Hierauf wird das Rohr mit heißem Wasser durchgespült, wobei das Paraffin an den Wänden eingeschmolzen und ausgeschwemmt wird. Nun kann die Röhre in der früher beschriebenen Art für eine neuerliche Transfusion vorbereitet werden.

Die Besonderheiten der Methoden von Oehlecker und Percy

Die beiden Methoden — nach Oehlecker und nach Percy — stellen die heute gebräuchlichsten Arten der Übertragung von unverändertem Blut dar. Aus der breiten Wiedergabe der Technik ist die Eigenart der einzelnen Methoden ohneweiters abzulesen. Schwieriger ist es, die Schattenseiten zu erkennen und die Vorzüge des einen oder des anderen Verfahrens im gegebenen Falle richtig einzuschätzen.

Der große Erfolg der Transfusion nach Oehlecker ließ das amerikanische Instrumentarium (Kimpton-Brown-Percy) in Europa zunächst keinen Boden gewinnen. Ja selbst dort, wo es in Verwendung stand, wurde es durch die Oehleckersche Apparatur verdrängt. Die Gründe, die Stegemann dafür anführt, seien unwidersprochen. Aber es kann nicht übersehen werden, daß erst der jahrelange Gebrauch beider Methoden nebeneinander ein gerechtes Urteil ermöglicht.

Zunächst ist beiden Methoden gemeinsam, daß sie im Falle störungsloser Durchführbarkeit als glänzend durchdachte und ausgearbeitete Techniken imponieren. Der Unterschied wird erst fühlbar in der Zahl und Art der jeweiligen Schwierigkeiten und Hemmnisse und in den Mitteln zu ihrer Überwindung.

Clairmont charakterisiert: „Die Methode Oehleckers ist einfach in ihrer Vorbereitung, mühsam im Betrieb. Die Methode Percys erfordert eine peinliche Vorbereitung, von der alles abhängt, die Technik ist dann unschwierig." Mit dieser Gegenüberstellung beleuchtet Clairmont sicher etwas sehr wesentliches. Es kann vielleicht noch dadurch ergänzt werden: Wenn einmal die Einführung der Glasröhre beim Spender und später beim Empfänger gelungen ist, dann ist bei der Pe.-Methode das Hauptsächliche getan. Eine ungünstige Haltung, die beim Spender zum Mitansaugen von Luft, beim Empfänger zur Aspiration der Venenwand an die Öffnung der Glasspritze führen kann, ist meist leicht zu korrigieren. Überdies rät Clairmont ebenfalls zum Einbinden des Röhrenansatzes, wie es bei Oehlecker Vorschrift ist. Bei der Oe.-Methode muß auf die richtige Lage beider beweglich miteinander verbundenen Kanülen während der ganzen Dauer der Transfusion das strengste Augenmerk gerichtet werden. Es ist eine gewandte und umsichtige Technik erforderlich, um bei den wechselnden Handhabungen mit der Spritze die Kanülen in ihrer Lage nicht zu verändern, und es ist unter Umständen schwierig, hier wieder zu korrigieren. Ich habe es im Laufe der Jahre wiederholt beobachtet, daß die meisten Ärzte lieber die zwei begrenzten Aufregungen des Einführens des Röhrenansatzes beim Spender und beim Empfänger in Kauf nehmen, als die, während der ganzen Transfusion nötige gespannte Aufmerksamkeit auf jede Einzelheit der Technik.

Schon die Vorbereitung scheidet beide Arten der Transfusion. Das Oehleckersche Instrumentarium wird einfach ausgekocht, die Percy-Röhre muß paraffiniert werden. Darin liegt unter allen Umständen eine Komplizierung des Verfahrens. In größeren Krankenanstalten mit geschultem Personal fällt dies kaum in die Wagschale. Dem Praktiker aber ist in diesem Punkt mit dem Oe.(Oehlecker)-Verfahren besser gedient. Schon die Mitnahme eines Instrumentariums, das überall durch Auskochen gebrauchsfähig gemacht werden kann, ist der Verwendung einer eigenen Kassette für die stets steril zu haltende Pe.(Percy)-Röhre vorzuziehen. Und da die zugehörigen Instrumente (Injektionsspritze mit Nadeln, Skalpell, Pinzetten, Schere, Gefäßklemmen, feine Pinzen, Ligaturseide, Hautklammern) doch ausgekocht werden müssen, kann in dem Auskochen der eigentlichen Apparatur keine Erschwerung gesehen werden.

Dabei muß aber sofort erwähnt werden, daß bei der Pe.-Methode das Blut nur mit der paraffinierten Glasröhre in Berührung kommt, während es bei Oehlecker unparaffinierte Glasröhrchen, ein Stück Gummischlauch und einen metallenen Schalthahn durchläuft, um in eine unparaffinierte Spritze aufgesaugt zu werden. Die Gelegenheit zur Bildung kleiner Gerinnsel ist dabei gegeben, und nur die Kürze des Weges, die Kürze des Verweilens in diesen Apparatteilen und die Möglichkeit der sofortigen Durchspülung mit Kochsalzlösung kann diesen Übelstand wettmachen.

Bei zu langer Dauer der Entnahme oder größerer Schwierigkeit des Einbringens in die Empfängervene kann es aber auch in der Pe.-Röhre zur Gerinnung kommen. Vielleicht liegt dies neben der Besonderheit des Blutes im Einzelfall auch an der ungenügenden Paraffinierung der Röhre. Tritt nach Entnahme größerer Mengen Blutes in der Pe.-Röhre Gerinnung ein, was allerdings nur ganz ausnahmsweise beobachtet wird, dann liegt in der nutzlosen Entnahme von 500 bis 700 cm^3 Blut ein schwerer Übelstand, der diesem Verfahren anhaftet. Wenn sich bei Oe.-Methode eine abnorm rasche Gerinnbarkeit des Blutes zeigt, dann kann die Menge des übergeleiteten Blutes jeweils auf so kleine Quantitäten beschränkt werden, daß die Gerinnung vermieden wird. Gelingt dies aber auch dann nicht, so kann die Transfusion jederzeit abgebrochen werden, ohne daß Spenderblut vergeudet wurde.

Der Vorwurf, daß man durch die paraffinierte Röhre die eingetretene Gerinnung nicht wahrnehmen könne, ist nach unseren Beobachtungen nicht stichhältig.

Die praktischen Folgerungen, die sich aus dieser Gegenüberstellung ergeben, lassen sich vielleicht dahin zusammenfassen, daß sich in dieser Hinsicht der Oe.-Apparat für den Praktiker geeigneter erweist, besonders wenn er die Transfusion auswärts durchführen soll und nur einen Spender zur Verfügung hat.

Aber schon der nächste Vergleichspunkt räumt der Methode von Percy einen wesentlichen Vorteil ein. Die Oe.-Apparatur erfordert eine nahe Lagerung von Spender und Empfänger mit Berührung der Arme. So wenig dies theoretisch zu bedeuten scheint, so sehr fällt es praktisch in die Wage. Nicht nur die Umständlichkeit der Lagerung, sondern vor allem die psychische Bedeutung für den Spender ist hier von Wichtigkeit. Wir haben es bei den zahlreichen Bluttransfusionen einigemal erlebt, daß die enge Lage an der kalten Extremität des moribunden Patienten beim Spender heftigen Widerwillen erregte, der durch das Aufregende der Umgebung noch gesteigert wurde. Es soll auch nicht unerwähnt sein, daß sich unter den vielen freiwilligen Spendern und Spenderinnen einige fanden, die wohl zur Abgabe von Blut in großer Menge bereit waren, jedoch grundsätzlich die Aneinanderlagerung mit dem Kranken ablehnten.

Dieser Umstand darf in der Praxis nicht übersehen werden. Er ist schwerwiegend genug, um im gegebenen Falle die Wahl zugunsten der Percyschen Methode zu treffen.

Die Lagerung wird aber unter Umständen nicht nur dadurch zum Problem. Wenn im unmittelbaren Anschluß an eine Operation oder während dieser in Seiten- oder Bauchlage des Patienten am Operationstisch eine Bluttransfusion vorgenommen werden soll, dann kommt die Oe.-Methode praktisch kaum in Frage. Dies gilt auch für den Fall, als gleichzeitig künstliche Atmung gemacht werden soll. Für den einzelnen Arzt entfallen solche Situationen. Im operativen Betrieb aber wurden solche Erfahrungen gemacht, weshalb sie bei einer Beurteilung aller Seiten der praktischen Vor- und Nachteile beider Systeme nicht verschwiegen werden dürfen.

Von größter Wichtigkeit ist auch für den Praktiker die Frage nach der Methode bei der Behandlung einer Sepsis. Auch da spielt ja die Lagerung eine wesentliche Rolle.

Bei richtiger Handhabung der Oe.-Methode ist es vollkommen ausgeschlossen, daß etwa während der Manipulationen Empfängerblut in den Kreislauf des Spenders kommt. Aber im Wort „richtige Handhabung" liegt die theoretische Möglichkeit gleichwohl enthalten. Und wenn es sich auch nur um kleinste Blutmengen handeln kann, so müssen wir eben auch die Einbringung kleinster Mengen verhindern. Das enge Aneinanderliegen von Spender und Empfänger und damit des für beide grundsätzlich getrennten Instrumentariums kann ebenso wie die notwendige abwechselnde Abnahme des Blutes und das Durchspülen der Röhren bei Zwischenfällen während der Transfusion tatsächlich einmal einen Mißgriff herbeiführen. Ein Mißgriff dieser Art ist bei der Methode von Percy ausgeschlossen. Wenn daran festgehalten wird, daß mit der Freilegung der Vene beim Spender begonnen und nach ihrer Freilegung beim Empfänger das Blut vom Spender mit neuerdings gereinigten Händen oder frischen Handschuhen abgenommen wird, dann ist ein Verstoß in diesem Sinne unmöglich. Allerdings muß zur Versorgung der Wunde beim Spender nach vollzogener Transfusion wieder eine strenge Desinfektion der Hände zwischengeschaltet werden.

Wer mithin diese Seite der Frage sine ira et studio klären will, muß die Möglichkeit eines Versehens bei Oe.-Methode eher zugeben als bei der Methode von Percy. Die wiederholte Betonung Oehleckers, daß seine Methode eine streng chirurgische sei, die nur von chirurgisch geschulten Händen ausgeführt werden darf, ändert an der Möglichkeit eines Versehens nichts. Auch die Methode von Percy ist eine chirurgische.

Was mithin die durch die Methoden vorgeschriebene Lagerung anbelangt, ist der von Percy der Vorrang einzuräumen.

„Daß der Spender sofort am Schluß der Transfusion die verlorene
Blutmenge durch Kochsalzwasser in liegender Stellung ersetzt erhält",
wird von Oehlecker bei seiner Methode als sehr wertvoll befunden.
Diese Möglichkeit ist bei der Bluttransfusion nach Percy nicht gegeben.
Wir haben bei unseren Transfusionen allerdings nur einmal eine Nötigung
zu diesem Ersatz gesehen, müssen aber erklären, daß er im gegebenen
Fall nicht hoch genug eingeschätzt werden kann. Ich habe in einer Reihe
von Fällen den guten Eindruck beim Spender vermerkt, den die Möglichkeit dieses Ersatzes als Antwort auf die Frage seiner eigenen Gefährdung
durch den Blutverlust hervorrief.

Die wichtigste Unterscheidung der beiden Verfahren beruht indes
in der von Oehlecker geforderten und nur bei Verwendung seines
Apparates möglichen „biologischen Probe". Ich habe früher die
Hauptpunkte darüber auseinandergesetzt. Hier sei erinnert, daß im
letzten Jahre eine Einigung in gewissem Sinne gefunden wurde. Diese
besteht im wesentlichen darin, daß die Schule Oehleckers die Bedeutung
der Blutgruppenbestimmung anerkennt und diese selbst ausführt, jedoch
außerdem die biologische Probe fordert.

Ohne die reiche Literatur über dieses Kapitel näher zu berücksichtigen, soll erwähnt sein, daß die Unstimmigkeit aus zwei Be-
obachtungsreihen stammt: Die Anhänger der Pe.-Methode erklären,
daß sie bei genauer Auswertung von Spender- und Empfängerblut niemals
irgend einen Transfusionsschaden erlebten. Die „biologische Probe" ist
daher unnötig und kann nicht gegen die Pe.-Methode ins Treffen geführt
werden[1]).

Oehlecker und sein Kreis behaupten demgegenüber, daß alle
serologischen Voruntersuchungen nicht absolut sicher seien[2]) und daß
daher trotz der Gruppenbestimmung in jedem Falle die biologische Probe
vorgenommen werden müsse.

Es ist einfach einzusehen, daß eine Methode, die aus technischen
Gründen auf die biologische Probe verzichten muß, deren Wert nicht
zu hoch einschätzen wird, während die andere, deren größten Vorzug
sie bedeutet, darauf nicht verzichten will. Dem objektiven Beurteiler
scheint es klar, daß bei voller Anerkennung und Durchführung der
Vorproben in der biologischen Probe noch ein letzter Sicherheitsfaktor
gegeben ist, dessen Ausschaltung jeder Begründung entbehrt. Die
Gegnerschaft stammt aber aus einer Zeit, da Oehlecker das Anstellen
der Vorproben noch nicht anerkannte und daher als Auswirkung der
biologischen Probe in einzelnen unstimmigen Fällen ganz nennenswerte
üble Reaktionen beobachtet wurden[3]). Diese Reaktionen nach der

---

[1]) Lattes berechnet in 25—30% mehr minder deutliche Transfusionsschäden bei Gruppenstimmigkeit.

[2]) Siehe besonders Oehlecker: „Weitere Erfahrungen aus über
400 direkten Bluttransfusionen von Vene zu Vene", Zentralbl. f. Chir. 1924,
Nr. 43.

[3]) Siehe hiezu auch Wien. klin. Wochenschr. 1924, Nr. 19, Breitner:
„Anmerkung zur Aussprache usw.", S. 2.

biologischen Probe wurden mit Recht von den Anhängern Percys als
unnötige Belastung des Patienten angesehen, die durch die Gruppenbestimmung hätte vermieden werden können. Nun, da Oehlecker die
Gruppenbestimmung anerkennt, kann diese Frage wohl als erledigt
betrachtet werden.

Ich glaube, daß nach dem Wettstreit zwischen den beiden Methoden
heute auf Grund reichlicher Erfahrung nicht oft genug betont werden
kann, daß beide Verfahren in ihrer Art vollendet sind, daß beide eine
sichere Technik voraussetzen und daß das Wesen ihrer Verschiedenheit
nicht darin liegt, daß sie gegeneinander ausgespielt werden können,
sondern darin, um im gegebenen Falle die eine oder die andere mit mehr
Gewinn zu verwenden. Oehleckers temperamentvolle Verteidigung
seines Verfahrens ist sachlich gewiß vollkommen richtig, ohne daß dadurch
die hier erwähnten wertvollen Besonderheiten der Methode von Percy
abgetan werden.

Andere Methoden der Bluttransfusion

Seit die Erfahrung über die Brauchbarkeit der verschiedenen Methoden
entschieden hat, liegt wenig Wert darin, anderer noch neben den beiden
Hauptverfahren geübten Techniken ausführlicher zu gedenken.

Die Verwendung defibrinierten Blutes wird kaum mehr empfohlen.

Hingegen wurden 1924 noch 28 verschiedene Transfusionsmethoden
angepriesen; allein 25 Variationen von Oehlecker und Percy. Es ist
dabei auffallend, wie wenig die einzelnen Neuerungen darauf bedacht
sind, die technischen Schwächen der beiden erprobten Verfahren auszugleichen, wenn auch zugegeben werden muß, daß dies eben der
schwierigste Punkt ist. Anderseits werden scheinbare Vorteile offen-
sichtlich überschätzt.

Jüngst hat Schiller[1]) den Apparat Oehleckers in der Weise
modifiziert, daß er auf die Freilegung der Vene verzichtet und bei Spender
und Empfänger die einfache Venenpunktion vorschlägt. Sehr richtig
hebt er dabei hervor, daß Oehlecker und Percy gerade wegen des
Freilegens der Venen eine chirurgische Vorbereitung, ein Instrumentarium
und schließlich neben allem anderen Um und Auf eines chirurgischen
Eingriffes einen zweckmäßigen Raum zur Ausführung der Bluttransfusion
erfordern; dadurch wird die „Verwendung der Transfusion in der Privat-
praxis in der Wohnung des Patienten oder bei Unglücksfällen an Ort
und Stelle sehr eingeengt"[2]).

Die Apparatur, die Schiller zur Behebung dieser Mängel angibt,
hat nun die Nachteile des „Oehlecker" in vermehrtem Maße. Der Weg:
Glas—Gummi—Metall—Glas bei Oehlecker verläuft hier: Metall—

---

[1]) Wien. klin. Wochenschr. 1925, Nr. 10.

[2]) Hempel berichtet über Bluttransfusionen in der Privatwohnung,
wobei der Spender am Sessel neben dem Krankenbett saß und sich die Transfusion nach Oehlecker ohne Schwierigkeit durchführen ließ.

Verschluß—Gummi—Verschluß—Metall—Glas, wobei das Blut bis zum Einströmen in die Spritze und — was viel wichtiger ist — beim Auspressen aus der Spritze nicht mehr gesehen wird. Die bei Oehlecker stets mögliche Beobachtung auf Gerinnsel, die bei Überleiten auf den Empfänger noch unmittelbar vor dem Eintritt in die Empfängerkanüle gesehen werden können, entfällt hier vollkommen. Besonders aber muß betont werden, daß das einwandfreie Arbeiten an der freigelegten Vene gerade ein Vorteil ist. Im Verlauf vieler Transfusionen macht jeder die Erfahrung, daß ein nicht unbeträchtlicher Teil der Patienten kaum sichtbare Venen hat, daß eine entsprechende Vene manchmal überhaupt erst nach breiter Freilegung gefunden werden kann und daß die Beurteilung ihrer Brauchbarkeit (Veränderungen durch Injektionen oder frühere Transfusionen) unter Umständen erst durch ein Absuchen der Vene möglich ist. Es mag Fälle geben, in denen bei guter Beherrschung der Punktionstechnik die Methode Schillers[1] mit Erfolg angewendet wird. Aber gerade der praktische Arzt muß sich eine Methode zu eigen machen, die in allen Fällen verwertbar ist, wenn sie auch dafür ein umständlicheres Werkzeug erfordert[2].

Die Befürchtung Schillers, daß sich ein Spender zur Venenfreilegung schwerer entschließen wird als zur Venenpunktion, haben weder wir noch ein anderer Autor berechtigt gefunden.

Vereinzelt wird in Deutschland und Österreich die Methode von Unger geübt (Werner).

In jüngster Zeit hat Ansinn eine fixierbare Nadel zur Bluttransfusion angegeben[3].

Beck will durch ein neues Instrumentarium die Gefahr der Blutgerinnung herabsetzen (Chirurgenkongreß, Berlin 1925; Münch. med. Wochenschr. 1925, Nr. 30; Klin. Wochenschr. 1925, Nr. 44)[4].

Schrifttum

Methoden der Bluttransfusion

Abelmann: „Vereinfachte Methode der Blutübertragung usw." Zentralbl. f. Chir. 1917/34.

Bell: „Blood transf." Lancet 1922, 203.

Beraud: La transf. du sang citraté pur la procédé de trois Seringues. Presse méd., Jg. 30.

---

[1] Kirschner machte am Berl. Chir. Kongreß 1924 denselben Vorschlag, jedoch unter kritischer Einschränkung und Betonung des jeweiligen wirklichen Vorteiles (Arch. f. kl. Chir. 1924, Bd. 133, S. 69).

[2] Wien. klin. Wochenschr. 1925, Nr. 17. Diskussion.

[3] Dtsch. med. Wochenschr. 1925, Nr. 30, und Klin. Wochenschr. 1925, Nr. 32, P. 1572 (Beck).

[4] Auch dieser Apparat bestätigt das bei allen seit Oehlecker und Kimpton-Brown-Percy angegebenen Apparaten Auffallende, daß nicht die letzten Schwierigkeiten dieser an sich vollendeten Methoden zu überwinden getrachtet werden, sondern daß neue oder alte, schon besiegte Widerstände als Vorzüge einer Methode empfohlen werden. Auch für die Verbesserung und den Umbau seines Apparates gilt das gleiche.

Bernheim: A simplif. meth. f. the transf. of blood. Ref. Zentralbl. f. Chir. 1910.

Bonneau R.: Sur la technique de la transf. sang. Journ. d. pract., Jg. 36.

Brewer and Legget: Direct blood transfusion by means of paraffin coated glass Tubes.

Brines: Transfusion of unmodified blood. (Unger method.) Arch. of surg. 7, 306, 1923.

Coaley and Vaughan: A simple method of blood transfusion. Journ. of the Americ. med. assoc. 60, 435, 1913.

Crile: Direct transfusion of blood. Journ. of the Americ. med. assoc. 47, 1483, 1906.

— The technique of direct transfusion of blood. Ann. of surg. 46, 320, 1907.

Crotti: Indirect transfusion of blood. Surg. gynecol. a. obstetr. 23, 236, 1914.

Curtis and Davis: Transfusion of blood by a new method allowing accurate measwoment. Journ. of the Americ. med. assoc. 56, 35, 1911.

Danis: Journ. de chirurg. 13 et Ann. de la soc. Belge de chir. 21, 1913.

Davis and Curtis: Journ. of the Americ. med. assoc. 1914, 62.

Dorner: Über eine einfache Methode der Bluttransfusion. Dtsch. med. Wochenschr. 1923, Nr. 28.

Dorrance and Ginsburg: Vein to vein transf. of blood. Journ. of the Americ. med. assoc. 1910.

Dupuyde, Frenelle: Ma practique de la transf. sanguin. Journ. de méd. de Paris, Jg. 41, Nr. 13.

Elsberg: A simple cannula f. the direct transf. of blood. Journ. of the Americ. med. assoc. 1909, 52.

Fauntleroy: A simplif. meth. f. the transf. of blood. Ref. Zentralbl. f. Chir. 1910.

Flandin, Tzanck, Roberti: Un nouveau procédé d. transf. du sang, etc. Bull. et mém. de la soc. méd. d. hôp. de Paris, Jg. 37, Nr. 29.

Fleig: Méthode de transfusion du sang par Anastomose entre l'artère et la veine de segments de vaisseaux hétérogènes. Cpt. rend. des séances de la soc. de biol. 61, 775, 1909.

Flörcken: Zur Frage der direkten Transfusion durch Gefäßnaht. Zentralbl. f. Chir. 1911, Nr. 9.

— Weitere Beiträge zur direkten Bluttransfusion. Münch. med. Wochenschr. 1912, S. 2663.

Frank and Baehr: A new method for the transfusion of blood. Journ. of the Americ. med. assoc. 62, 22, 1914.

Freund: Journ. of the Michigan state med. soc. 1913, 12.

Genrot: Revue de thérap. 1913, 80.

Gepburn: A modif. Crile f. the dir. transf. of blood. Zentralbl. f. Chir. 1909.

Göbell und Poggemann: Dtsch. Zeitschr. f. Chir. 1914, Bd. 127.

Göst: Zur Technik der Bluttransfusion. Dtsch. med. Wochenschr. 1922, 39.

— „om direkte og indirekte blodtr." Med. Revy (Bergen) 1920, S. 192.

Gotz: Zur Technik der indirekten Bluttransfusion. Zentralbl. f. Chir. 1923, Nr. 33.

Guillot et Dehelly: Bull. et mém. d. l. soc. chir. 1913, 39.

Gull: Journ. of the royal arm. med.-corps. 1920, 34.

— Direct transf. of blood. Brit. med. journ. 1917, Nr. 2969.

Haberland H. F. O.: Die indirekte Bluttransfusion mit dem modifizierten Kimpton-Brownschen Tubus. Arch. f. kl. Chir., Bd. 119.

— Zentralbl. f. Chir. 1918, Nr. 11.

Hartman: New methode for the blood transfusion. Journ. of the Americ. med. assoc. Ft, 1658, 1918.

Hartwell: A consideration of the various methods of blood transfusion. New York state journ. of med. 14, 535, 1914.

Hoffmann-Jahein: Journ. of the Americ. med. assoc. 1921, 76.

Horsley: Direkte Bluttransfusion. Arch. of surg., Bd. V/2.

— Note on the technic etc. Journ. of the Amer. med. assoc. 1910, Nr. 8.

—, Vaughan, Dodson: Arch. of surg. 1922, 5..

Hustin: Principe d'une nouvelle méthode de transfusion. Journ. méd. de Bruxelles 12, 436, 1914.

— Ann. et bull. d. l. soc. roy. d. sciences méd. et nat. Bruxelles 1914, 72.

Ingebrigtsen R.: Direkte transf. av blod. Norsk Mag. for Laegev. 1915, S. 537.

Janes: Journ. of the Americ. med. assoc. 1920, 75.

Jeanbeau: Une technique simple de transfusion du sang. Montpellier méd. 39, 1142, 1917.

— Technique simple de transfusion du sang stabilisé par le citrate de sonde. Presse méd. 26, 58, 1918.

Kahn: New York state journ. of med. 1914, 99.

Kerampoulos: La méthode d. transf. sanguin, etc. Presse méd. 1922, H. 50.

Kimpton: Further notes on transfusion by means of glass cylinder. Journ. of the Americ. med. assoc. 61, 1628, 1913.

Kimpton and Brown: A new and simple method of transfusion. Journ. of the Americ. med. assoc. 61, 117, 1913.

Klinger und Stierlin: Zur Technik der Bluttransfusion. Korresp. Blatt f. Schweizer Ärzte, 1917, S. 1089.

Landon: Journ. of the Americ. med. assoc., 1913, 61.

Lewisohn: A new greatly simplif. meth. of blood transf. Med. rec. 1915.

Lindemann: Americ. journ. of dis. of childr. 1913, 6.

Lindeman: Blood transfusion without a chill by the syringe canula system. Journ. of the Americ. med. assoc. 72, 1661, 1919.

Mac Grath: A simple apparatus for transfusion by the aspiration injestian method. Surg., gynecol. a. obstetr. 18, 376, 1914.

Marble: Die Technik der Zitratbluttransfusion. Boston med. a. surg. journ. 1920, 182, Ref. Ber. ü. d. ges. Phys., Bd. 4, H. 5/6.

Moß: A simple method for the indirect transfusion of blood. Americ. journ. of the med. sciences 147, 698, 1914.

Ottenberg: Transf. a. arterial anastom. Ann. of surg. 1908.

Payr: Zur Technik der arteriovenösen Bluttransfusion. Münch. med. Wochenschr. 1912, Nr. 15.

Petit-Dutaillis et A. Becart: La transf. du sang, etc. Gynécologie, Jg. 21, Nr. 6.

Percy: A simplified method of blood transfusion with report of six cases of pernicions anaemia treated by massive transfusion and splenectomia. Surg., gynecol. a. obstetr. 21, 9, 1915.

Pond D.: Improved needle and method for citrated bl. transf. Journ. of the Americ. med. assoc., Bd. 78, Nr. 9.

Pool and Clure: Tr. by Carrels end to end suture meth. Ann. of surg. 1910.

Pope Saseton: Journ. of the Americ. med. assoc., Bd. 60, 1913.

Rogge: Bluttransfusion von Vene zu Vene. Münch. med. Wochenschr. 1917, S. 1602.

Rosenthal G.: Idées directrices de la transf. sanguin technique des trois seringues, etc. Journ. méd. franç., Bd. 41, Nr. 26.

Rueck: The method of transf. treated with sod. citrate. Med. rec. 1916, Bd. 89.

Satterlee and Hooker: An apparatus for the transfusion of blood. Surg.,
   gynecol. a. obstetr. 19, 235, 1914.
— Arch. of internal med. 1914, 13.
— Journ. of the Americ. med. assoc. 1914, 62.
Schöne: Über Bluttransfusionen. 44. Ver. dtsch. Ges. f. Chirurg. Münch.
   med. Wochenschr. 1920, S. 524; Arch. f. klin. Chir. 114, 2, 1920.
Schlaepfer K.: Über eine vereinfachte Methode der indirekten Blut-
   transfusion. Arch. f. kl. Chir., Bd. 117, H. 3.
Schumacher: Methodik und praktische Bedeutung der indirekten und
   direkten Bluttransfusion. Klin. Wochenschr. 1924, S. 2058.
Soresi: 17. intern. med. Kongr. London, Sekt. f. Chir. 1913.
— Die direkte Bluttransfusion nach eigener Methode. Berliner klin.
   Wochenschr. 1912, Nr. 44.
Stanley: Journ. of the Americ. med. assoc. 1920, 74.
Stegemann: Arch. f. klin. Chir. 1923, Bd. 122.
Stephan S.: Zur Technik der Bluttransfusion. Zeitschr. f. Geburtsh. u.
   Gynäkol., Bd. 83, 3.
Unger: A new method of syringe transfusion. Journ. of the Americ. med.
   assoc. 64, 581, 1915.
Vaughan: Direkt blood transf. Journ. of the Michigan state med. soc.
   1913, Nr. 11.
Vincent, Beth: Blood transfusion with paraffin coated needles and tubes.
   Surg., gynecol. a. obstetr. 23, 621, 1916.
Williamson: Americ. journ. of obstetr. a. gynecol. 1920, 1.

Die Spenderfrage

Auch die Art der Beschaffung von Spendern hat seit dem Wieder-
aufleben der Bluttransfusion einigen Wandel erlebt.

Amerika hatte die Frage bald in unsentimentaler wirtschaftlicher
Form gelöst. Man hat Leute, die sich dazu erbötig machten, hinsichtlich
ihrer Gruppenzugehörigkeit bestimmt, ihren Aufenthalt vermerkt und sie
im Bedarfsfall einberufen. Die abgenommene Blutmenge wurde bezahlt.

„Spender mit Hypertension, die ebenso wie Polykythämiker als besonders brauchbar gelten, erfahren nach häufigen Aderlässen keine Verminderung
ihres Blutdruckes, wie denn auch Leute mit normalem Blutdruck oft leichte
Erhöhungen bekommen. Entnahmen von 1000 und 1200 cm^3 werden
anstandslos ertragen, Lindemann entzog sogar schadlos bis zu 1400. Die
häufig festgestellte Gewichtszunahme der berufsmäßigen Spender soll nach
Brandenburg nicht mit den Aderlässen, sondern mit der wirtschaftlichen
Aufbesserung zusammenhängen." (H. Küttner.)

Auf diese Weise hat man ein Kontingent von Blutspendern geschaffen
und war damit der Sorge enthoben, in dringenden Fällen erst Umschau
halten zu müssen. Außerdem aber war genügend Zeit gegeben, um die
Spender auf ihre sonstige Tauglichkeit zu untersuchen (Lues, Malaria,
Filariasis).

Als Clairmont die Gruppenbestimmung an seiner Klinik einführte,
ließ er die Ärzte und Hörer daraufhin prüfen und bildete aus ihnen eine
Schar freiwilliger Spender. In Wien hat dies Eiselsberg an den Ärzten

und Studenten und an geeigneten Patienten durchgeführt und überdies durch einen Aufruf das große Publikum als freiwillige Spender zu gewinnen gesucht. Trotz größter Bereitheit hat die Zunahme der Transfusionen die Schar dieser Freiwilligen fast erschöpft. In den meisten Fällen sind wohl unter den Verwandten des Patienten immer bereite und taugliche Individuen zu finden. Aber es ist unverkennbar, daß die beste Lösung der Frage in einer Amerikanisierung des Systems liegt. Dies gilt zumindest für die großen Krankenanstalten der Städte.

Der praktische Arzt wird sich in erster Linie an die Verwandten des Kranken halten. Es wird sich aber als großer Vorteil für Notfälle und als wertvolle wissenschaftliche Bereicherung unserer Kenntnis über die Verteilung der Gruppen usw. erweisen, wenn jeder Sprengelarzt und selbst jeder einzelne Praktiker in seinem Kreise eine systematische Untersuchung auf Gruppenzugehörigkeit vornimmt. Mit Hilfe des Hämotest ist dies einfach und verläßlich. Und wenn der Praktiker die Transfusion nicht selbst durchführen will, so hat er doch die Möglichkeit, sofort geeignete Spender zur Verfügung zu stellen.

Es sei daran erinnert, daß Hypertoniker als Spender besonders geeignet sind, da ja bei ihnen die Blutabnahme selbst einen therapeutischen Eingriff bedeutet. Hingegen ist ihr Serum wegen des niederen Agglutinationstitres als Testserum wenig brauchbar. Dies mag deshalb Erwähnung finden, weil die stete Zunahme der Gruppenbestimmungen große Mengen von Serum der Gruppe II und III zur Herstellung der Testsera erfordert und daher die Unterstützung durch die praktischen Ärzte angerufen werden muß.

Die häufigen Aderlässe, wie sie der Berufsspender durchmacht, wirken nach den Erfahrungen der Mayo-klinik nicht schädlich, wenn sie in Zwischenräumen von 4—5 Wochen erfolgen, doch werden, was überraschend ist, Frauen häufiger anämisch und ersetzen ihre Blutmenge und ihr Hämoglobin langsamer als Männer (Küttner).

Bei der Untersuchung des Spenders ist neben seiner allgemeinen Körperbeschaffenheit namentlich auf eine luetische Infektion bedacht zu nehmen. Die Anstellung der Wassermannschen Probe muß verlangt werden. Ein von Oehlecker mitgeteilter Fall[1]) läßt es rätlich erscheinen, Leute, die in den letzten Jahren in Malariagegenden waren, nicht als Spender zu verwenden.

Vor der allgemeinen Annahme des Wertes der Gruppenbestimmung wurde oft die Frage aufgeworfen, ob das Blut von Verwandten vorzuziehen sei. Seither ist diese Frage beantwortet. Es entscheidet nur die Gruppenzugehörigkeit. Die Gruppen selbst vererben sich nach dem Mendelschen Gesetz. (Hirschfeld, Landsteiner, Lattes u. a. m.)

Es hat mithin bei der Wahl des Spenders nicht die Gleichheit oder Verschiedenheit des Geschlechtes oder der Grad der körperlichen Verwandtschaft zu entscheiden. Kräftige junge Leute sind c. p. vorzuziehen. Aber auch ältere gesunde Individuen können als Spender herangezogen werden. Gegen die wiederholte Verwendung desselben Spenders ist

---

[1]) Dtsch. med. Wochenschr. 1920, Nr. 37.

nichts einzuwenden, jedoch ist es zweckmäßiger, für denselben Empfänger verschiedene Spender (natürlich von einer passenden Gruppe) zu
wählen. Antihämolysine bilden sich nicht. Inwieweit bei wiederholter
Bluttransfusion vom selben Spender ungefährliche, vorübergehende Transfusionsschäden als Erscheinungen von Anaphylaxie aufzufassen sind,
ist nicht geklärt.

Eine ernste Schädigung eines Spenders wurde bisher nicht beobachtet. Gleichwohl muß bedacht werden, welche Schädigungen möglich sind.

Der Blutverlust kann bei der Methode Oehleckers sofort durch
Kochsalz gedeckt werden. Es ist — wie ich früher erwähnte — kaum
jemals dazu Veranlassung. Der Arm des Spenders soll in eine Schlinge
gelegt und durch einige Tage geschont werden. Unerläßlich ist diese
Vorsicht indes nicht. Eine Infektion wird durch aseptisches Vorgehen
vermieden. Die Inzision zur Venenfreilegung läßt eine Narbe zurück.
Oehlecker berichtet von der Bildung einer hypertrophischen Narbe,
die gewiß störend empfunden werden kann; auch Thrombosierung der
Vene wurde beobachtet. Dies kann für den Spender Bedeutung gewinnen,
falls er einmal zum Empfänger werden sollte. Die Gefahr der Infektion
des Spenders, z. B. bei einer septischen Erkrankung des Empfängers
wurde früher erörtert. Inwieweit das Spenderblut als unmittelbares
Therapeutikum bei Sepsis oder bei anderen Erkrankungen nach dem
Vorgehen Littles (wiederholte Bluttransfusionen von einem gewerbs-
mäßigen Spender, dem zwei Tage vorher Autovakzine des Patienten
intravenös gegeben wurden) wirksam werden, und inwieweit dieser Gedanke
bei großangelegter Organisierung bereiter Spender in die Praxis um-
gesetzt werden kann, wird erst versucht werden müssen. Keinesfalls
soll es der Arzt verabsäumen, vom Spender einen Revers einzuholen, der
von dessen Seite bei Wahrung der Asepsis jeden wie immer gearteten
Entschädigungsanspruch ausschließt[1]).

Das Anwendungsgebiet der Bluttransfusion

Als junge Methode hat die Bluttransfusion noch nicht ein vollkommen eindeutig umrissenes Anwendungsgebiet gefunden. Sicheren
Indikationen stehen problematische gegenüber; erprobten Anwendungen
tastende Versuche. Für den Praktiker hat in erster Linie das derzeit
Feststehende Bedeutung. Im allgemeinen ergibt sich das Anwendungsgebiet der Bluttransfusion aus der früher kurz erwähnten Wirkungsweise.
Aber auch hier ist die Erfahrung einen Schritt weiter als die Möglichkeit
einer vollkommen ausreichenden Erklärung. Die folgenden Indikationen
können als derzeit gültig angenommen werden[2]):

---

[1]) Eiselsberg: „Blutspender". Wien. med. Wochenschr. 1925, Nr. 18/19.
Über Organisation im Kriege s. H. Küttner l. c.

[2]) Kurze Zusammenfassung durch Haberer, Verein der Ärzte in
Steiermark, Seminarabend am 19. Dezember 1924. Eingehend bei H. Küttner, E. Hempel l. c.

I. Der schwere akute Blutverlust

(Verletzung, das frischblutende Ulcus ventriculi, Tubenruptur, Placenta prae-
via, Uteruszerreißung, atonische Blutung, operative Blutungen u. a.)

Es ist zwecklos, lange zu überlegen, ob im gegebenen Falle nicht
auch eine Form der Infusion helfen könnte. Wenn ein geeigneter Spender
zur Hand ist, ist die Bluttransfusion unbedingt vorzuziehen. Ist kein
Spender zur Verfügung, dann ist natürlich jede andere Methode gut
genug. Die Menge des Blutes, die zugeführt werden soll (bei Percy
begrenzt, bei Oehlecker nur vom Verhalten des Spenders abhängig),
kann schwerlich zu hoch bemessen werden („vitale Transfusion"). Erweist
sich ein Spender als ungenügend, kann ein zweiter, gruppengeeigneter,
verwendet werden. „Eine Überlastung des Herzens durch die in
kurzer Zeit zugeführte Menge Blutes hat man bei der Bluttransfusion
viel weniger zu fürchten als bei der intravenösen Kochsalzinfusion. Mit
dem vermehrten Blutgehalt des Kreislaufsystems wird auch das Herz
besser durchblutet. Diese bessere Durchblutung des Herzens macht als
natürlichstes Stimulans alle anderen Methoden unnötig" (Nather und
Ochsner). Die Wirkung der Bluttransfusion ist gerade im Falle akuter
schwerer Blutungen eine meist außerordentliche[1]). Sie kann vor jedem
anderen Eingriff vorgenommen werden, selbst vor dem unter Umständen
unverläßlichen Versuch, der Blutung lokal Herr zu werden. Es kommt
dann immer noch in Frage, nach Versorgung der Blutungsquelle eine
neuerliche Bluttransfusion auszuführen. Der Zustand des Schocks bedeutet
keine Kontraindikation. Es liegen vielmehr Beobachtungen vor, die hier
geradezu ein wichtiges Anwendungsgebiet zu sehen glauben. Der
sozialen Bedeutung der raschen Wiederherstellung des Patienten wurde
bereits früher gedacht.

II. Die chronische Anämie

(chronische Magendarmblutungen, Typhus, Säuglingsmeläna, Metrorrhagien,
Myomblutungen, verschleppter Abortus)

Die wiederholte Zufuhr kleinerer Blutmengen (200 bis 400) ist
vorzuziehen, jedoch ist auch eine einmalige größere Gabe durchaus an-

---

[1]) „Daß beim schwersten akuten Blutverlust die Zufuhr einfacher oder
sauerstoffgesättigter Salzlösungen, welcher Art sie sein mögen, nicht ver-
mag, den Verblutungstod zu verhindern, kann als gesichert gelten. Es liegt
dies daran, daß die mineralischen Salze zwar einzelne bestimmte Zellkom-
plexe des Organismus zum Angriffspunkt haben, die Gesamtheit der biochemischen Prozesse, vor allem die Sauerstoffübertragung, jedoch nicht
— selbst nicht vorübergehend — übernehmen können. Die gegen Sauerstoff-
mangel hochempfindlichen kardialen Zentren erliegen und dem Herzstill-
stand folgt die Lähmung der medullären Zentra, besonders des der Atmung,
nach transitorischer Übererregbarkeit. Daß, wie Hayem annahm, in diesem
Stadium auch die Bluttransfusion unwirksam sei, ist nicht zutreffend,
gelang es doch Wederhake, Vaughan und anderen, mittels direkter
Transfusion Kranke noch zu retten, die bereits die Zeichen der Atem-
lähmung boten." (Küttner.)

gezeigt. Hier wird die Wirkung als Blutersatz vielleicht durch die styptische Wirkung unterstützt. Inwieweit die Reizung der blutbildenden Organe oder die Entlastung des hämatopoetischen Systems eine Rolle spielt, ist nicht ganz geklärt. Die Wirkung ist oft keine so unmittelbare und auffallende, die Hebung des Gesamtzustandes jedoch meist eine unverkennbare. Bei mehrfach wiederholten Transfusionen ist Spenderwechsel angezeigt.

III. Blutkrankheiten

Die perniziöse Anämie steht àn erster Stelle. Die Transfusionen sollen mehrmals wiederholt werden. Wenn auch zum größten Teil nur vorübergehend, ist der Erfolg fast immer ein sehr befriedigender. „Die anämischen Beschwerden, die als Ohrensausen, Herzklopfen usw. die Patienten stark quälen, schwinden sofort." (Oehlecker u. v. a.) Vielleicht wird ein Reiz auf das Knochenmark zur Blutneubildung ausgeübt. Temperatursteigerungen nach wiederholten Bluttransfusionen haben nichts Beunruhigendes.

Hämophilie. Hiebei kommt vielleicht das Blut vom Vater besonders in Frage (Oehlecker). Es sollen kleine Quantitäten, 200 bis 250 cm^3, mehrmals transfundiert werden. Von der Blutzufuhr kann aber keine Heilung der erblichen Konstitutionsanomalie erwartet werden. Jedoch muß die Bluttransfusion als eines der möglichen therapeutischen Mittel im Auge behalten werden.

Die Frage (die ja auch für die okkulten Blutungen Bedeutung hat), ob als Styptikum nicht etwa defibriniertes oder Zitratblut eine stärkere Wirkung ausübt, ist noch nicht entschieden.

Diese vier Anwendungsgebiete haben für den Praktiker gewiß in erster Linie Bedeutung. Die Kliniken sehen — zum Großteil mit gutem Erfolg — noch in einer Reihe von anderen Krankheitszuständen eine begründete Indikation: hämorrhagische Diathese, Sepsis, puerperale Sepsis, Hämaturie, Endocarditis lenta, Kohlenoxydgasvergiftung, Gasbrandhämophthise, viele Formen der chronischen Intoxikationen, cholämische Blutungen. Endlich zwecks Vorbereitung vor großen Operationen, zur Erholung nach sehr schwächenden Operationen, bei chirurgischer Tuberkulose und bei ausgedehnten Verbrennungen.

Dieser Vorschlag wurde vielfach gemacht. Wiederholt wurde die Ansicht vertreten, daß unter der Annahme, der Tod bei ausgedehnter Verbrennung sei zum großen Teil durch den Wegfall atmungsfähiger Hautoberfläche bedingt, durch Zufuhr von Sauerstoffträgern auf dem Wege einer Bluttransfusion diese letale Komponente ausgeschaltet werden könnte.

Nun berichtet G. Riehl in der Wiener klinischen Wochenschrift 1925, Nr. 30, über einen durch Bluttransfusion geretteten Fall und über eine zweite Beobachtung einer wesentlichen Verlängerung der Lebensdauer nach schwerster Verbrennung.

Der gerettete Fall betrifft eine 31 jährige, schwächliche Frau, die mit Brandwunden zweiten und dritten Grades in das Wasserbett der Klinik Riehl eingebracht wurde. Die Brandwunden erstreckten sich über Gesicht, Hals, Rumpf, die ganzen oberen und teilweise auch über die unteren Ex-

tremitäten. Sie nahmen, nach der Tabelle von Weidenfeld und Zum-
busch berechnet, 43,5% der Körperoberfläche ein; 33% trugen Zeichen
der Verbrennung dritten Grades. Der Patientin wurde durch Venesectio
100 *g* Blut entnommen und durch Transfusion (nach Moßscher Probe)
300 *g* übergeleitet. Das Allgemeinbefinden besserte sich schon am Abend,
besonders aber nach neuerlichen Transfusionen drei und acht Tage später. Nach
allen Erfahrungen war die Patientin entsprechend der Ausdehnung der
Verbrennung verloren. Der Bluttransfusion muß hier eine lebensrettende
Wirkung zugeschrieben werden.

In Sanatorien und in ärztlich geleiteten Erholungsheimen kann die
Bluttransfusion als Kräftigungsmittel („parenterale Zufuhr des Bluteiweiß als Nährstoff") in Erwägung gezogen werden.

Eine Reihe von Anwendungsgebieten der Bluttransfusion gehört
heute noch dem Versuchsstadium an: Tumorkachexie (Oehlecker,
de Jongh, Hotz, Schmieden); Gasbrand (Coenen, Haberland);
Urämie (Doyen: zweitägige Gefäßanastomose mit einem gesunden
Spender; Lespinasse, Martin); Eklampsie (Bell nach den Tierversuchen von Obata); Pellagra (Bernheim). Der praktische Arzt wird
daher gut tun, sich nur an die verläßlichen Indikationen zu halten. Aber
auch bei diesen muß er sich der Tragweite des Eingriffes vollkommen
bewußt sein. Trotz aller Vorproben kann es gelegentlich zu Störungen
kommen, die — mögen sie noch so vorübergehender Art sein — alle
Berücksichtigung verdienen. Die Erlernung der beiden hier beschriebenen
Techniken bietet keine Schwierigkeiten. Aber sie müssen gelernt sein!
Nach allem hier erörterten scheint es gewiß am besten, beide Methoden
zu beherrschen, um jedem Fall in vollendeter Weise gerecht werden zu
können. Es ist indes ebenso sicher zweckmäßiger, mit einem Verfahren
wirklich vertraut zu sein, als mit zweien mangelhaft. Die Ergebnisse
der großen Erfahrungen, die von den Vertretern der einen und der anderen
Methode gewonnen wurden, stehen ebenbürtig nebeneinander. Es kann
daher kein Bedenken sein, sich im allgemeinen für das eine oder für das
andere Verfahren zu entscheiden, je nachdem man lieber diese oder jene
Nachteile mit in Kauf nimmt. Kenntnis des Wesens und Beherrschung
der Technik führt mit jeder Methode zum Erfolg.

Theoretische Probleme der Bluttransfusion

Es würde den Rahmen des hier Geplanten sprengen, wollte man alles
noch immer und alles von neuem Problematische in der Frage der Bluttransfusion zur Sprache bringen. Gleichwohl sollen einige Punkte berührt
werden, die besonders zu weiteren Untersuchungen anregen.

Die Zahl der Blutgruppen

Die am meisten gewichtige Frage liegt darin, ob es tatsächlich unter
allen Menschen nur vier Blutgruppen gibt? Die Zweifel darüber ergaben

sich zunächst aus den vielfachen Beobachtungen, daß manchmal die
Probe auf die Gruppenzugehörigkeit nicht eindeutig abzulesen ist. Wir
haben diese Unklarheit mehrmals erlebt, solange wir mit offenem Testserum arbeiteten. Wie ich eingangs erwähnte, haben wir unter Verwendung des Hämotest ähnliche Beobachtungen nicht mehr gemacht.
Der Ausfall ist vielmehr schnell und vollkommen klar zu ersehen, so daß
niemals ein Zweifel über die Begrenzung mit vier Gruppen berechtigt
erschien.

Die möglichen Irrtümer, die Clairmont eingehend erwähnt und
zergliedert, sind jedoch sehr beachtenswert. Ihre Natur beruht nicht in
tiefgehenden biologischen Verschiebungen, sondern die Hauptrolle spielt
„Ungenauigkeit, vielleicht auch tatsächliches Mißverstehen der Gruppeneinteilung, schließlich aber auch das ebenso gefährliche wie psychologisch
interessante Verschreiben, Versprechen usw.". Man darf eben nie übersehen, welch hohe Verantwortung über der kleinen, rasch gemachten und
rasch erlernten Untersuchung liegt. Die Tatsache, daß es nur vier Blutgruppen gibt, wird durch Untersuchungsfehler nicht berührt.

Die erste Tabelle, die dieses gesetzmäßige Verhalten in Erweiterung
der Feststellungen von Landsteiner wiedergibt, stammt von Jansky.
Als Grundlage dient die Beobachtung, daß dem menschlichen[1]) Blut zwei
Eigenschaften zukommen, die einerseits an das Serum, anderseits an
die roten Blutkörperchen gebunden und im eigenen Blut unwirksam
sind[2]). Werden die an die Blutkörperchen gebundenen wirksamen
Substanzen mit a und b bezeichnet, jene im Serum vorhandenen mit
Anti-A und Anti-B (d. h. Antikörper zu den als Antigen wirkenden
heterologen Blutkörperchen), so läßt sich als Schema aufstellen:

Tabelle 1

Gruppe	I	II	III	IV
Das Serum enthält	0	Anti-B	Anti-A	Anti-$A+B$
Die Blutkörperchen enthalten	$a+b$	a	b	0

[1]) Bei den Tieren ist das Phänomen der Isoagglutination angedeutet
bei: Pferd, Schwein, Hund.

[2]) Über die physikalisch-chemischen Eigenschaften der Isohämagglutinine wurde durch Schütz und Wöhlisch festgestellt: Das Serum-
agglutinin ist relativ stabil (Grafe und Graham), Temperaturen unter
Null werden ertragen. Das Agglutinin findet sich — bei der Trennung der
Globuline von den Albuminen — in der Globulinfraktion vor. Es ist ein
kolloidaler Körper. Durch Waschen mit physiologischer Kochsalzlösung
oder mit Normosal verlieren die Erythrozyten unter Umständen ihre Fähigkeit, von dem heterologen Serum agglutiniert zu werden. Der Vorgang der
Isohämagglutination besteht anscheinend in der Bildung eines die normale
elektrische Ladung stark herabsetzenden, leicht abwaschbaren Präzipitats
an der Oberfläche der Erythrozyten.

Auf diesem Schema ist die Tabelle der Verträglichkeit aufgebaut, die früher in der einfachsten Form zur praktischen Verwendung wiedergegeben ist. Das Wesen beruht in folgendem:

Tabelle 2

Blutkörperchen der Gruppe	I $(a+b)$	II (a)	III (b)	IV (0)
Serum I (Anti-0)	—	—	—	—
Serum II (Anti-B)	+	—	+	—
Serum III (Anti-A)	+	+	—	—
Serum IV (Anti-$A+B$)	+	+	+	—

wobei + bedeutet, daß Agglutination eintritt, — daß keine eintritt.

Hirschfeld gibt das Verhalten in einer Abbildung wieder (Lancet 1919), in der die Janskysche Einteilung beibehalten ist:

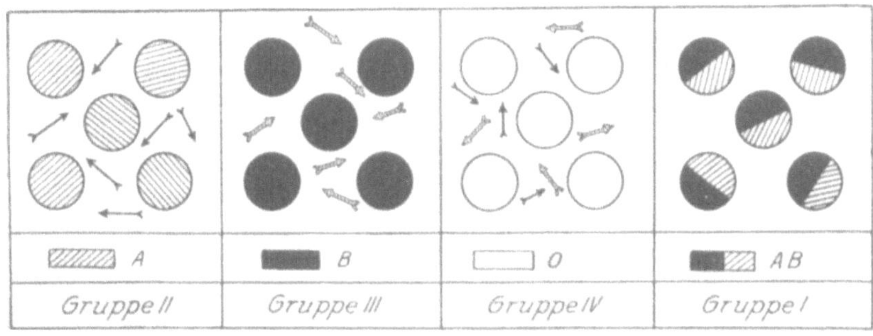

Abb. 22. Das Verhalten von Agglutinin und agglutinabler Substanz.

1. Feld: Blutkörperchen schraffiert = agglutinable Substanz A,
Pfeil schwarz = Agglutinin b Gruppe II.
2. Feld: Blutkörperchen schwarz = agglutinable Substanz B,
Pfeil schraffiert = Agglutinin a Gruppe III.
3. Feld: Blutkörperchen weiß = frei von agglutinabler Substanz,
Pfeile schwarz und schraffiert = Agglutinin $a+b$ Gruppe IV.
4. Feld: Blutkörperchen schwarz + schraffiert = agglutinable Substanz $A+B$,
Pfeile 0 = frei von Agglutinin Gruppe I.

G. H. Schneider stellt folgendes Schema auf, das aus der Übereinstimmung der Reaktionen die Agglutinine des Serums und die Rezeptoren der Erythrozyten für jede Gruppe ablesen läßt:

Tabelle 3. Sera mit Agglutininen

		—	α	β	$\alpha + \beta$
reagieren mit Blutkörperchen	$B+A$	0	+	+	+
	B	0	0	+	+
	A	0	+	0	+
mit Rezeptoren	—	0	0	0	0

Lattes hat eindringlich auf die Schwierigkeiten hingewiesen, die durch die verschiedenen Nomenklaturen und Tabellen für die Beurteilung der Forschungsergebnisse erwachsen. Es soll daher im Folgenden die Einteilung von Moss zugrundegelegt werden.

Für die praktische Verwertung der Blutgruppen in der Therapie (Bluttransfusion, Transplantationen, Dispositionsfragen) in der gerichtlichen Medizin (Agnoszierung), in der Vererbungsforschung mögen diese Feststellungen genügen. Nun haben aber mehrfache unerklärliche Transfusionsschäden die Frage nach der Sicherheit der Gruppenzahl immer wieder in den Vordergrund gerückt und zahlreiche Untersuchungen ausgelöst, die hierin noch manches Problematische aufdeckten.

Von einer Reihe von Beobachtern wurden Fälle beschrieben, die sich nach ihrem serologischen Verhalten in keine der vier Gruppen einreihen ließen. Zwei Isoagglutinogene und zwei Isoagglutinine reichen für die Deutung nicht aus. Guthrie und Huck konnten eine Erklärung nur darin finden, daß sie die Möglichkeit von „neun biologischen Kombinationen" aussprachen. Lattes kam zur Ablehnung dieser weiteren besonderen Gruppen, gibt aber die Möglichkeit von Untergruppen, ja von Varietäten zu. Indes ließen Versuche im Sinne einer „elektiven Absorption" die Annahme eines neuen Agglutinogens und eines neuen Agglutinins berechtigt erscheinen. Lattes sagt darüber (um ein Beispiel der reichen Probleme zu bringen): Guthrie und Huck fanden ein Blut, dessen Serum für die Blutkörperchen von 26 Angehörigen der Gruppe II, 14 Angehörigen der Gruppe III und 7 der Gruppe IV unwirksam war. Dagegen agglutinierte es einwandfrei die Blutkörperchen eines anderen Menschen, der zur Gruppe II gehörte. Daraus ergibt sich, daß die gewöhnlich zur Gruppe II gerechneten Blutkörperchen von zweierlei Art sein können. Die eine soll nur ein Agglutinogen A enthalten, die andere außerdem noch ein zweites Agglutinogen, welches man der Einheitlichkeit halber mit C bezeichnen könnte und welches mit einem entsprechenden Agglutinin γ zu reagieren imstande wäre. Mit dieser Annahme von drei Agglutinogenen und drei Agglutininen wollten sie alle beobachteten Kombinationen erklären, auch diejenigen, die zunächst den Eindruck von nicht in das Viergruppenschema passenden Ausnahmen gemacht hatten.

Aber alle weiteren Untersucher (Bécart, Cavazzuti, Coca und Klein, Clark, Landsteiner, Lattes, Stillmann) wollen die

Blutsorten, die das hypothetische dritte Agglutinogen enthalten, als Spezialfälle der alten klassischen Vier-Gruppen ansehen.

Es ist nun das besondere Verdienst von Mino und Lattes, gezeigt zu haben, daß die Erklärung aller dieser Beobachtungen nicht nur mit der Annahme eines dritten Agglutinogens, also auf qualitativer Grundlage, sondern viel einfacher auf quantitativer möglich ist. Denn die Unterschiede in der Agglutinabilität der Erythrozyten lassen es begreiflich erscheinen, daß ein Serum, mit kleinen Mengen von schwer agglutinablen Blutkörperchen vorbehandelt, für diese unwirksam wird, während es andere gruppengleiche, aber leicht agglutinable Blutkörperchen noch agglutiniert. Im selben Sinne wird ein an sich sehr agglutininarmes Serum nur für besonders empfindliche Blutkörperchen wirksam sein. Der Bestimmung des Agglutinationstiters für die Beurteilung einer Reaktion wird hiemit eine große Bedeutung zugesprochen. In ausgedohnten Tierversuchen haben Lattes und Cavazzuti gezeigt, daß die meisten Ausnahmen durch quantitative Wertunterschiede erklärt werden können. Für den Rest der Fälle (Agglutination innerhalb derselben Blutgruppe oder durch das Serum IV) erbrachten sie den Beweis, daß eine unspezifische Pseudoagglutination vorlag.

Es scheint mithin nicht begründet, die Hypothese weiterer Agglutinogen-Agglutininpaare gegen die wohlbegründete Vierblutgruppentheorie anzuführen. Und es zeigt sich gerade hier die Bedeutung, die der Schaffung wertbeständiger, hochwertiger Testsera, wie sie Moritsch und Neumüller im Hämotest angegeben haben, zukommt.

Schrifttum

Aoki und Sugita: Über die Isohämagglutination. IX. Namman-Igakukai.

Clairmont: Zur Frage der Bluttransfusion. Klin. Wochenschr. 1925, Nr. 24.

Dölter: Über den heutigen Stand der Blutgruppenforschung. Deutsche med. Wochenschr. 1925, Nr. 31, S. 1304.

Hara und Kobajashi: Über die biochemische Struktur des Blutes. Iji-Shimbun 1916, Nr. 954.

Guthrie and Huck: Existence of more than four Isoagglutinins groups in human blood. Johns Hopkins hosp. Bull. 1923, Vol. 34, 1922, Okt. 16.

— Further studies on blood grouping. ibid. 1924, 35.

— and Pessel: ibid. 1924, 35, 33.

— Varied types of group IV blood. ibid. 1924, 35, 81.

— The demonstr. of two addit. isoaggl. (D and Q) in human blood. ibid. 1924, WR, 126.

— Pessel, Huck: ibid. 1924, 35, 221.

Landsteiner: Über Agglut.-Erscheinungen normalen menschlichen Blutes. Wiener klin. Wochenschr. 1901, S. 1132.

— Über Beziehungen zwischen dem Blutserum und den Körperzellen. Münchn. med. Wochenschr. 1903, S. 1818.

— Hämagglutination u. Hämolyse. Handbuch der Biochemie, Bd. II, 1, S. 413.

Lattes: Quanti sono i gruppi sanguigni? Policlinico, 1924, 31, 74.

— et Cavazzuti: Sur l'existence d'un troisieme element d'isoagglutination. Journ. of immunol. 1924, 9, 407.

Mino: Quanti sono i gruppi sanguigni umani? Rif. med. 1923.
— Über die angebliche Existenz von mehr als zwei Agglutin. im mensch-
    lichen Blute. Münch. med. Wochenschr. 1924, S. 1129.
Matsubara: Über Hämagglutinine. Nippon Gekagakkai Zasshi 1920, XXI.
Mitono: Über Isohämagglutination usw. Naika-gakkai Zasshi Nr. 2, Vol. 8.
Moffit: Blood type classification etc. Journ. of the americ. med. assoc. 1919,
    Nr. 24.

Blutgruppen bei Tieren

Albanese: Nachweis präformierter Abbaufermente im Serum für die Nerven-
    fasern anderer Tierarten. Ber. ü. d. ges. Phys. Bd. 4, H. 7/8.
Bialosuknia et Kaczkowski: Recherches sur l. group. serolog. chez l.
    moutons. Cpt. rend. d. seanc. d. l. soc. d. l. biol. 1924, 90, 1196.
Blaizot: Toxicite pour les lapins neufs du sang d. lapin anaphylactisé au
    serum de cheval. Cpt usw. ibid. 1910, 68, 1125.
Brokmann: Über gruppenspezifische Strukturen des tierischen Blutes.
    Zeitsch. f. Immunit. Forsch. u. experim. Therapie. 1911, Orig. 9, 87.
Bruck: Die biologische Differenzierung von Affenarten und menschlichen
    Rassen derspezifischen Blutreaktion. Berliner klin. Wochensch. 1907, S. 793.
Fishbein: Isoagglutin. in man and lower animals. Journ. of infect. dis.
    1913, 12, 133.
Hirai: Über das Schicksal der Hühnererythrozyten, die in das Kaninchen-
    blut eingeführt wurden. Kokkaigakkukai. Zasshi Nr. 415.
Klineberger u. Walter: Die Blutmorphologie der Laboratoriumstiere. 1912.
Hirszfeld und Prsemycki: Untersuchungen über die normale Aggluti-
    nation, über die Isoagglutination bei Pferden. Przeglad. epidem. 1921,
    1, 577 (Lattes).
Kolmer und Matsumoto: Natural antihuman hemolys. a. hemagglutin.
    in horse sera in relation to serum therapy. Journ. of immunol. 1920, 5, 75.
Niekau und Duschl: Hämatologische und pathologisch-anatomische
    Untersuchungen an parabiosierten Ratten. Deutsche Zeitschr. f. Chir.
    1925, Bd. 191, 3/4.
Ottenberg and Friedmann: Occurence of grouped isoagglutinat. in the
    lower animals. Journ. of exper. Med. 1911, 37, 531.
—, — und Kaliski: New York pathol. soc. 1911, 11, 49.
Panisset et Verge: Les doneuers de sang en méd. veterinaire. Cpt. rend.
    hebdom. des séc. de l' academ. d. seanc. 1922, 174, 1649.
— Sur l' existence des groupes san. chez les animaux. Cpt. rend. d. seanses
    d. l. soc. de biol. 1922, 87, 870.
Przemycki: Untersuchungen über Bluttransfusion bei Pferden und Kanin-
    chen. (Polnisch), zit. nach Lattes.
— Rech. sur la transfusion du sang chez les animaux. Cpt. rend. d. seanc.
    d. l. soc. de biol. 1923, 89.
Rohdenberg: The isoagglutin. a. isohemol. of the rat. Proc. of the soc.
    f. exp. biol. a. path. 1920, 17.
Schulz: Über Isohämolysin und Isohämagglutinine beim Kaninchen.
    Deutsch. Arch. f. klin. Med. 1905, 84, 541.
Torii: Unterscheidungsmethode des menschlichen und tierischen Blutes.
    Kokkaigakukai Zasshi 1922, 421.
Walsh: The blood relationship of horses, asses and mules. Journ. of immunol.
    1924, 9, 49.
— Hemagglutination in horses. Ibid. 1924, 9, 57.

Agglutinationstiter

Spender- und Empfängerblut

Aus dem Gesagten geht die Wichtigkeit des Agglutinationstiters mit voller Deutlichkeit hervor. Wir haben diesem Umstand schon seit langem Rechnung getragen. Hoche und Moritsch haben darüber an der Klinik Eiselsberg viele Untersuchungen angestellt.

Seit der Schaffung der Hämoteströhrchen mußten wiederholt größere Serummengen II und III zur Herstellung der Testsera gewonnen werden. Es lag nahe, diese Sera von jenen Personen zu beziehen, bei denen eine Blutabnahme therapeutisch angezeigt war. Das waren in erster Linie Hypertoniker. Aber gerade bei diesen, die zum Großteil dem höheren Lebensalter angehörten, war niemals ein hochwertiges Serum zu erhalten.

Bei den Titerbestimmungen[1]), die in der Folge an gesunden Personen vorgenommen wurden, ergab sich zunächst, analog anderen Untersuchungen, der Durchschnittstiter 1 : 4. Höchstwertige Sera wurden bei Personen zwischen dem 20. und 30. Lebensjahr gefunden. Nach dem 50. Lebensjahr wiesen die Untersuchten, im Gegensatz zu den Befunden Clairmonts, im allgemeinen eine niedere Titerhöhe auf. Eine Erhöhung des Titers nach Ablauf fieberhafter Prozesse konnte nicht festgestellt werden. Jedoch wurde die Erfahrung von Lattes bestätigt, daß die Agglutinine im Serum eine Entwicklung durchmachen, deren Höchstpunkt ungefähr in das 30. Lebensjahr fällt.

Es erscheint mir wichtig, auf die Methode hinzuweisen, deren sich Hoche-Moritsch bedienten, um bei den vielen Untersuchungen eine Venepunktion zu ersparen, da ja die Gruppenbestimmung in einem Blutstropfen aus dem Ohrläppchen ohnedies vorgenommen werden mußte. Es wurden daher die Wrightschen Röhrchen (zur Berechnung des opsonischen Index) verwendet. Die aus den gestauten Ohrläppchen austretenden Blutstropfen wurden mit dem gekrümmten Ende dieser gebogenen Glasröhrchen, deren kapillar ausgezogene Enden beiderseits abgebrochen werden, aufgesogen. Hierauf wird das gerade Ende zugeschmolzen. Nach ein bis zwei Minuten zieht sich das Blut vom gebogenen Ende selbst zurück, worauf auch dieses Ende zugeschmolzen wird. Unter Gerinnung des Blutes scheidet sich das Serum ab, dessen Auswertung nach 24 Stunden vorgenommen wird. Als Testblutkörperchen werden die Blutkörperchen der beiden Autoren verwendet, von denen der eine der Gruppe II, der andere der Gruppe III entspricht (s. Clairmonts „Gegenprobe", l. c.). Es wurden in einer Serie 120 Patienten vor und nach Operationen, nach Narkosen, Bestrahlungen, fieberhaften Erkrankungen usw. untersucht, wobei niemals eine Änderung des Serumtiters erhoben werden konnte. Eine Ausnahme bildete ein Fall der

---

[1]) Siehe P. Schneider: „Untersuchungen über den Isoagglutiningehalt im Menschenblut." Zeitschrift für die gesamte experimentelle Medizin, 1923, Bd. 36, H. 1/3, mit wichtigen Feststellungen bei puerperalen Infektionen.

Gruppe III, bei dem eine Bluttransfusion von einem Spender der Gruppe IV ausgeführt wurde. Der Titer des Serums 1 : 4 vor der Transfusion wies gleich nachher eine Steigerung auf 1 : 8 auf, was jedoch ungezwungen auf den hohen Titer des Spenders zurückgeführt werden kann.

Ebenso wichtig scheint es mir in Hinblick auf die Einheitlichkeit der Testsera und die damit gegebene gleiche Grundlage aller Untersuchungen anzuführen, in welcher Weise die wertbeständigen Hämotestsera (Moritsch-Neumüller) gewonnen werden. Es ist klar, daß das Testserum eine ausgesprochene Serumstruktur aufweisen muß, die durch einen hohen Agglutinationstiter gegenüber den entsprechenden Blutkörperchen gekennzeichnet ist. Es wurde daher ein Titer von 1 : 8 als unterste Grenze gefordert. Damit jede bakterielle Verunreinigung, die am Beginn dieser jungen Wissenschaft so oft die Befunde trübte, vermieden wird, wurde anfangs das Serum durch Reichel-Kerzen filtriert. Dabei machten jedoch Hoche-Moritsch die Erfahrung, daß der Gehalt an Agglutininen im Serum verringert wurde. Zusätze von Kresol oder Karbolsäure, wie sie Jervell angibt, schienen den Agglutinationstiter zu beeinflussen. Ein streng aseptisches Vorgehen unter Verwendung der Percy-Apparatur erwies sich als das geeignetste Verfahren. Hiebei ist auch die Luftinfektion ausgeschlossen, da das Serum durch einen Paraffinspiegel abgedichtet ist. Aus dem Percy-Rohr wird das Blut in sterile Kolben übergeleitet und 24 Stunden bei Zimmertemperatur stehen gelassen, da dadurch der Blutkuchen ein festerer wird. Hierauf wird das Serum abgehebert und auf Eis aufbewahrt. Von diesem Serum werden Sterilitätsproben in Bouillon, Schrägagar und auf Tarozzi-Nährböden vorgenommen. Bei negativem Ausfall dieser Proben wird das Serum nach vorhergehender Titerbestimmung in die Hämoteströhrchen gefüllt.

Die Bedeutung des Agglutinationstiters erhellt aber noch aus anderen Überlegungen.

Ich habe eingangs erwähnt, daß bei der praktischen Verwendung der Bluttransfusion der Einfluß des Spenderserums auf die Empfänger-Blutkörperchen vernachlässigt wird (Ottenberg und Kaliski). Diese Frage soll später bei den Gefahren der Bluttransfusion noch einmal erörtert werden. Hier sei festgehalten, daß die allgemein übliche Vernachlässigung der Wirkung des Empfängerserums auf die Spendererythrozyten bei einer Titerhöhe von 1 : 4 bis 1 : 8 vollkommen gerechtfertigt erscheint. Hoche-Moritsch suchen dies durch die folgende Berechnung zu erklären: Die durchschnittliche Serummenge von 100 cm^3 Blut beträgt 30 cm^3. Angenommen, man transfundiert einen 75 kg schweren Patienten, der eine durchschnittliche Blutmenge von 5 l ($^1/_{13}$ seines Körpergewichtes, besitzt, 500 cm^3 Blut, so erhält er ungefähr 150 cm^3 Serum. Diese 150 cm^3 werden 33·3 mal verdünnt. Im Allgemeinen wird bei dieser Verdünnung des Spenderserums der Titer desselben völlig gleichgültig sein. Ist er jedoch ein sehr hoher, sodaß er durch die Verdünnung nicht auf ein völlig indifferentes Niveau herabgedrückt wird, so liegt eine Schädigung des Empfängers im Bereich der Möglichkeit. Daraus erhellt, daß es vorzuziehen ist, bei Patienten mit einer primären Schädigung der roten Blutkörperchen gruppengleiche Spender zu verwenden (Mabec, Cubanye, Schmeida). Bei Patienten mit vulnerablen Blutkörperchen (z. B. bei perniziöser Anämie) wird man bei der Möglichkeit entsprechender Auswahl gruppengleiche Spender bevorzugen (Schneider, Hoche-Moritsch), während man in Fällen von akuten Blutverlusten, gestützt auf eine tausendfältige Erfahrung, unbedenklich jeden gruppenstimmigen Spender verwenden wird.

In diesen Überlegungen ist ein Punkt enthalten, der immer wieder als eine Unklarheit bedeutender Art empfunden wird:

Wenn wir uns die vier Möglichkeiten der Moßschen Probe vergegenwärtigen, so ist in ihnen ausgesagt:

Gruppe I: Die Blutkörperchen dieser Gruppe werden im Serum jeder anderen Gruppe agglutiniert.

Gruppe II: Die Blutkörperchen dieser Gruppe werden vom Serum der III. und IV. Gruppe agglutiniert.

Gruppe III: Ihre Blutkörperchen werden vom Serum II und IV agglutiniert.

Gruppe IV: Die Blutkörperchen dieser Gruppe bleiben in allen Seris unverändert.

Nun wird Gruppe I als Universalempfänger bezeichnet, d. h., die Angehörigen dieser Gruppe können von allen anderen Gruppen unbeschadet Blut empfangen. Aber gerade bei dieser Gruppe tritt in jedem Blutstropfen Agglutination ein. Dies ist unter allen Umständen befremdend. Das Wesen dieser scheinbaren Unstimmigkeit liegt darin, daß durch die Moßsche Probe das für die praktische Verwendung unwichtige Positive erwiesen wird, während das wichtige Negative nicht zum Ausdruck kommt. In der Tatsache, daß die Blutkörperchen der Gruppe I im Serum jeder anderen Gruppe agglutiniert (hämolysiert) werden, ist enthalten, daß das Serum der Gruppe I auf die Blutkörperchen der anderen Gruppen keine schädliche Wirkung ausübt (s. Tabelle S. 38). Und dies allein ist von Bedeutung.

Es wäre daher theoretisch viel zweckmäßiger, eine Reaktion zu verwenden, in der dieses Verhalten zum Ausdruck kommt. Dies ist aber praktisch viel umständlicher. Man müßte zu diesem Zweck die Sera aller vier Gruppen vorrätig haben und ihr Verhalten gegenüber den Blutkörperchen prüfen. Es ergäbe sich damit die Notwendigkeit, die zu prüfenden Blutkörperchen zunächst mit dem Serum I in Verbindung zu bringen. Bei nicht eintretender Agglutination — diese kann ja bei Gruppe I systemgemäß nicht eintreten — ist über das Blut noch nichts ausgesagt. Das Serum I verliert dadurch jede indikatorische Bedeutung, ein Umstand, der auch der Gruppe IV (mit Ausnahme ihrer eigenen Gruppe) zukommt. Schon daraus allein wird es klar, daß nur Serum II und III entscheidend sein kann. Es diente nur der Vollständigkeit, mit den Seris aller vier Gruppen von Empfänger und Spender die Reaktionen durchzuführen. Dies würde eine Untersuchungszahl von acht Deckglasprüfungen ergeben. Die Methode kommt also praktisch nicht in Betracht.

Die ersten serologischen Vorproben wurden entsprechend der Bedeutung der gegenseitigen Einwirkung in der Weise ausgeführt, daß man sowohl das Spenderserum mit den Blutkörperchen des Empfängers, als auch die Spender-Erythrozyten mit dem Empfängerserum zusammenbrachte und auf Agglutination und Hämolyse prüfte. Dazu war die Blutabnahme durch Venenpunktion nötig, um einerseits Serum, anderseits eine Blutkörperchenaufschwemmung zu gewinnen. Die Serumgewinnung erforderte, selbst bei Beschleunigung durch Zentrifugieren, viel Zeit. Außerdem aber war dazu die Beherrschung einer gewissen Laboratoriumstechnik Bedingung, die wohl in einem größeren Krankenhausbetrieb erwartet werden kann, für den Praktiker aber mit beträchtlichen Schwierigkeiten verbunden ist. Zudem ist bei lebensbedrohlichen Blutverlusten eine umständliche Vorprobe ein schweres Hemmnis für eine rasche Hilfe. Diese Überlegungen führten Oehlecker in der Zeit, da die Moßsche Probe noch nicht gekannt war, zur „biologischen Probe", deren Wert in diesem Sinne unwidersprochen bleiben muß. Für die praktische Durchführbarkeit einer Bluttransfusion bleibt jedoch als oberste Regel in Geltung, daß sich die Gruppe der Blutkörperchen des Spenders mit der Gruppe des Serums des Empfängers serologisch vertragen muß, daß also keine Isoagglutinine wirksam werden dürfen.

Die Kenntnis der Zusammenhänge vorausgesetzt, stellt mithin die Moßsche Reaktion auch theoretisch die derzeit beste Methode der raschen und zuverlässigen Orientierung über die Gruppenzugehörigkeit und ihre Verwendbarkeit im gegebenen Fall dar. Es soll dabei erwähnt werden, daß man mit der Vernachlässigung der Wirkung des Spenderserums auf die Empfängererythrozyten auch numerisch mehr Spender erhält.

Im Zusammenhang mit der Bedeutung des Agglutinationstiters wäre auch der Beziehungen zwischen Isoagglutination und Autoagglutination, Isolysine und Antiisolysine, vor allem aber der individuellen Unterschiede innerhalb der Blutgruppen in quantitativer und qualitativer Hinsicht zu gedenken. Die ausführlichen Darlegungen durch Lattes entheben mich eines weiteren Eingehens auf diese Fragen, deren praktische Bedeutung gegenüber dem Angeführten derzeit in den Hintergrund tritt. Hingegen glaube ich auf eine Untersuchungsreihe hinweisen zu müssen, die die theoretischen Probleme in neuer Beleuchtung zeigt und mannigfache Studien anzuregen geeignet scheint. Es handelt sich um die verschiedene Gruppenreaktion von Plasma und Serum bei demselben Menschen.

W. Starlinger, der darauf bezügliche Experimente zum erstenmal in der Gesellschaft für interne Medizin in Wien, Mai 1925, zur Sprache brachte, sagt über das differente Verhalten des immunbiologischen Reaktionsvermögens einerseits der nativen Blutflüssigkeit (= des nativen Blutplasmas), andererseits ihres Zerfallsproduktes (= des Blutserums) folgendes:

1. Natives (das ist ohne jeden gerinnungsverhindernden Zusatz oder sonstwie geartete Beeinträchtigung gewonnenes) Blut kann durch entsprechende Technik in die native (also völlig unveränderte) Blutflüssigkeit

und den zellulären Blutanteil getrennt werden; das so gewonnene native Blutplasma ist daher identisch hinsichtlich seines gesamten Reaktionsvermögens mit der im lebenden Kreislauf zirkulierenden Blutflüssigkeit.

2. Wird solcherweise gewonnenes natives Blutplasma für längere Zeit sich selbst überlassen, so erfolgt (nach längstens einer Stunde) die spontan einsetzende Dekonstitution seiner physikochemischen Struktur, welche nach außen hin als Abscheidung verschiedener Eiweißkörper in Erscheinung tritt (= Gerinnung): die Gesamtheit der gelöst gebliebenen, jedoch in ihrer Struktur vielfach veränderten Plasmabestandteile bilden das Blutserum.

3. Das Blutserum ist also kein biologisches, d. i. im lebenden Organismus vorkommendes Substrat, sondern ein mehr weniger denaturiertes Zerfallsprodukt.

4. Daraus folgt, daß Eigenschaften und Wirkungen des Blutserums a priori nicht auch für die wirkliche native Blutflüssigkeit (das Blutplasma) angenommen werden können, solange nicht die betreffende Eigenschaft und Wirkung als in beiden Substraten in gleicher Weise vorhanden experimentell nachgewiesen wurde.

5. Dies gilt vor allem dann, wenn der Ausfall einer serologischen Reaktion für die Beurteilung des Reaktionsvermögens des nativen Blutes (bzw. nativen Blutplasmas) herangezogen wird: z. B. der Ausfall der serologischen Blutgruppenagglutininreaktion als Testreaktion für eine vorzunehmende Bluttransfusion Verwendung findet.

1. Bei vergleichender Prüfung der Blutgruppenagglutininreaktion im negativen Blutplasma und Blutserum von Angehörigen der serologischen Blutgruppe II ergibt sich als Regel ein stärkerer Reaktionsausfall im Serum, als Extrem ein völliges Ausbleiben jeder Agglutination im Plasma bei gleichzeitiger stärkster Agglutination im Serum; in letzterem Falle liegt also bereits echte Blutgruppenverschiebung in dem Sinne vor, daß das Serum nach II, das Plasma nach I reagiert.

2. Bei gleicher Prüfung von Angehörigen der serologischen Blutgruppe III ergibt sich gegenteilig als Regel ein stärkerer Reaktionsausfall im Plasma, so zwar, daß in Fällen, welche im Serum Blutkörperchen von I und II so schwach agglutinieren, daß seine Zugehörigkeit zu IV in Frage gezogen werden kann, trotzdem das Plasma maximal nach Typ III reagiert.

3. Daraus folgt in theoretischer Hinsicht für die allgemeine Fragestellung, daß gleiches immunbiologisches Reaktionsvermögen in Plasma und Serum a priori nicht bestehen muß, für die konkrete Fragestellung: daß es hinsichtlich der Gruppenagglutinine (quantitativ fast immer, qualitativ [Gruppenwechsel] seltener) sicher nicht besteht.

4. Daraus folgt weiters in praktischer Hinsicht, daß in Fällen ausgeprägter Allgemeinreaktion nach Bluttransfusion trotz serologischer Gruppenübereinstimmung vor Durchführung der II. Transfusion die Auswertung im Plasma erfolgen muß, bzw. bei besonders gefährdeten Personen bereits vor der ersten Transfusion erfolgen soll.

Vielleicht ist in diesen Untersuchungen ein Weg gewiesen, der noch manches Dunkel der theoretischen und praktischen Fragen der Bluttransfusion zu erhellen geeignet ist.

Schrifttum

Bass: The selection of donors by grouping for blood transfusion. New Orleans med. a surg. journ. 70, 573, 1917—1918.

Fishbein: A method of selection of donor for blood transfusion. Journ. of the americ. med. asoc. 59, 793, 1912.

Giffins and Haines: A review of professional donors. Journ. of the americ. med. assoc. 81, 532, 1923.

Holtes: Über die praktische Anwendung der Agglutinationsprobe usw. Zentralbl. f. med. Beamte. Nr. 24, 1913.

Jones: The selection of blood donors for the transfusion. Practitioner 106, 216, 1921.

Kubanyi: Doppelprobe zur Auswahl des für Transfusion geeigneten Blutes. Zentralbl. f. Chirurg. 28. 1924.

Lee: A simple and rapid method for the selection of suitables donors for transfusion. Brit. med. journ. 2, 684, 1917.

Mandelstamm: Zur Frage der Wahl eines geeigneten Spenders bei der Bluttransfusion. Deutsche Med. Wochenschr. 1925, Nr. 28.

Rous a. Turner: A rapid and simple method of testing donors for transfusion. Journ. of the americ. med. assoc. 64, 1915, 1980.

Sanford: Selection of the donor for transfusion. Lancet 37, 698, 1917. Papers of Mayos Clinic. 9, 479, 1917.

Schneider P.: Untersuchungen über den Isoagglutiningehalt im Menschenblut. Zeitschr. f. d. ges. exper. Med. 1923, Bd. 36, H. 1/3.

Sheplar: Zur Prüfung der Eignung des Transfusionsblutes. Proc. of the New York path. soz. Bd. 22.

Thalhimer: Hemoglobinuria after a second transfusion with the same donor. Journ. of the Americ. med. assoc. 76, 1345, 1921.

Unger: Precautions necessary in the selection of a donor for blood transfusion. Journ. of the Americ. med. assoc. 76, 9, 1921.

Zimmermann R.: „Berichtigung zur Arbeit des K. Behne usw.", im Zentralbl. f. Gynäk. 1921, Nr. 2; ibid. Jg. 45, Nr. 9.

Die anthropologische Bedeutung der Blutgruppen

Mit der Feststellung von vier Blutgruppen als bestimmte Blutformel des Menschen war von selbst die Frage gegeben, wie diese vier Gruppen im gegenseitigen Verhältnis bei den verschiedenen Völkern angetroffen werden und ob sich daraus für die Rassenkunde verwertbare Aufschlüsse ergeben[1]).

Zunächst konnten V. Dungern und Hirszfeld durch ihre Untersuchungen an Deutschen und Moß durch jene an Nordamerikanern eine bemerkenswerte Gleichheit der Zahlenverhältnisse hinsichtlich der Häufigkeit der einzelnen Gruppen nachweisen. Halber und Mydlarsky erstreckten ihre Prüfungen auf Polen und polnische Juden, Werzar, Weszaczky, Jeney auf Ungarn, Zigeuner und deutsche Siedler in Ungarn, Schütz und Wöhlisch auf die deutsche Bevölkerung in Holstein

---

[1]) Stefan regte planmäßige Untersuchungen statistischer Natur an, Kruse verlangte gleichlaufende Wassermann-Untersuchungen.

und auf den umliegenden Inseln, Rietz auf Schweden, Schiamoff und Jelonski auf Russen, Buchanan und Higley auf Engländer, Dyke auf Schotten, Cavalieri und Mino auf Italiener, Wang auf Chinesen, Fukamachi auf Koreaner und Japaner, Tabutt und Mr. Connel auf Australier, Coca und Deibert auf Indianer, Harvey Pirie auf Südafrikaner usw.

Lattes faßte die Ergebnisse in einer Tabelle[1]) zusammen, deren grundlegende Bedeutung ihre Wiedergabe erfordert:

Tabelle 4

Volksgruppe	Anzahl der Untersuchten	Gruppe I 0 %	Gruppe II A %	Gruppe III B %	Gruppe IV AB %	Index $\frac{A+(AB)}{B+(AB)}$	Gesamtindex
Engländer	500	46,4	43,4	7,2	3,1	4,5	
,,	218	60,6	28,0	9,6	1,8	2,6	3,0
Schotten	72	42,7	40,0	10,7	0,6	2,7	
,,	225	43,6	33,9	16,8	5,7	1,8	
Schweden	251	50,0	41,0	7,0	2,0	4,7	
Skandinavier	138	33,4	48,6	13,7	4,3	2,9	
Norweger	136	35,6	49,8	10,3	4,3	3,7	3,0
Dänen	150	47,3	36,7	12,0	4,0	2,5	
Isländer	800	55,7	32,1	9,6	2,6	2,8	
Nordamerika (gemischt)	3000	44,5	42,3	8,7	4,5	3,5	
,, ,,	5000	44,48	36,06	14,28	5,18	3,9	
,, ,,	—	46,2	42,4	8,3	3,1	2,9	
,, ,,	80	43,0	40,0	7,0	10,0	3,1	
,, ,,	286	44,0	42	12	2	2,1	2,9
Staatsangehörigkeit U.S.A.	1536	46,95	40,82	8,58	3,6	3,6	
Neugeborene	197	47,2	35,5	13,7	3,5	2,05	
Weiße Australier	405	51,4	36,0	7,9	4,7	4,6	
Franzosen	500	43,2	42,6	11,2	3,0	3,2	3,2
,,	—	43	45	10	2	3,9	
Deutsche	348	40,0	43,0	12,0	5,0	2,8	2,8
,,	155	42,6	37,4	17,4	2,6	2,0	
,,	106	38,6	47,1	10,3	4,0	3,5	
,,	474	40,8	43,5	12,6	3,1	2,9	
,, (Berliner)	750	37,8	39,4	16,4	6,4	2,1	
,,	500	39,8	42,8	14,0	3,4	2,8	2,8
,, (Schleswig)	1679	42,7	42,7	11,7	2,9	3,1	
,, (Transsylvanien)	301	33,5	50,5	12,0	4,0		
,, (Banat)	414	40,0	42,1	14,0	3,9	3,4	
,,	1000	34,5	41,5	16,5	7,5	2,0	

[1]) In der Originaltabelle ist auch der Name des Autors für jede Untersuchungsreihe enthalten.

Volksgruppe	Anzahl der Untersuchten	Gruppe I 0 %	Gruppe II A %	Gruppe III B %	Gruppe IV AB %	Index $\frac{A+(AB)}{B+(AB)}$	Gesamtindex
Deutsche (Juden)	230	42,1	41,1	11,9	4,9	2,7	
„ (Schweizer)	543	42,6	43,1	8,8	5,5	4,0	
Österreicher	—	42,0	40,0	10,0	8,0	2,6	
Italiener	500	47,2	38,0	11,0	3,8	2,8	
„	139	35,91	51,08	8,63	4,17	4,3	} 3,0
„	736	38,6	44,2	10,4	6,5	3	
„	559	46,3	45,0	6,0	2,7	5,4	
„ (Sarden)	947	49,8	31,3	11,9	6,7	2,1	
Ungarn	1500	31,0	38,0	18,8	12,2	1,6	} 1,6
„	688	27,8	40,8	20,2	11,2	1,6	
Zigeuner	385	34,2	21,1	38,9	5,8	0,6	0,6
Rumänen	3650	36,0	41,0	16,8	7,2	2,01	
Bulgaren..............	372	31,5	45,4	14,8	8,3	2,3	
„	500	39,0	40,6	14,2	6,2	2,6	
Slovaken..............	461	44,7	31,3	15,8	8,2	1,7	
Kleinrussen	400	18,0	39,2	22,5	20,3	1,4	
Serben..............	500	38,0	41,8	15,6	4,6	2,5	
Griechen..............	500	38,2	41,6	16,2	4,0	2,5	
Mazedon. Türken	500	36,8	38,0	18,6	6,6	1,8	
„ Juden	500	38,8	33,0	23,2	5,0	1,3	} 1,4
Balkan „	211	26,1	38,8	19,8	15,3	1,6	
Russen	1000	40,7	31,2	21,8	6,3	1,3	1,5
„	1600	32,0	38,5	23	6,5	1,5	
„	212	35,4	38,2	20,3	6,1	1,6	1,5
„	295	36,3	38,6	20,7	4,4	1,7	
Polen..............	11488	32,5	37,6	20,9	9	1,55	
Poln. Juden..............	818	33,1	41,5	17,4	8	1,95	
Araber	500	43,6	32,4	19,0	5,0	1,5	
Madagassen	400	45,5	36,2	23,7	4,5	1,09	
Senegalneger	500	43,2	22,4	29,2	5,0	0,8	
Bantuneger	250	52	27,2	19,2	1,6	1,4	
Amer. Neger	270	49	26,9	18,4	5,53	1,4	
Indochinesen	500	42,0	22,4	28,4	7,2	0,8	
Ostindier	150	50	40,0	7,0	3,0	6,1	
„ (Java)..........	1346	39,9	25,7	29,0	5,4	0,9	
„ (Sumatra).......	546	43,7	23,0	29,0	4,3	0,82	
Chinesen..............	592	40,2	25,0	27,6	7,2	0,92	
„	—	32	24	34	10	0,7	
„	100	28	36	25	11	1,3	
„	1000	30	25	34	10	0,79	} I
„	111	29,0	32	29	10	1,08	
„	1000	38,3	30,3	25,7	6,0	1,13	
„	1500	34,3	38,1	20,7	9,9	1,2	
„	80	33,7	33,7	25,0	7,6	1,2	

Volksgruppe	Anzahl der Untersuchten	Gruppe I 0 %	Gruppe II A %	Gruppe III B %	Gruppe IV AB %	Index $\frac{A + (A B)}{B + (A B)}$	Gesamtindex
Koreaner	363	28,2	32,8	26,4	12,6	1,1	
„	948	26,3	32,7	32,2	8,8	1,01	} 1
Mandschus	199	26,6	26,6	38,2	8,6	0,75	
Japaner	170	24,1	45,3	20,2	10,6	1,82	
„	353	24,0	40,5	16,0	20,0	1,68	} 1,7
„	—	32,5	37,0	19,2	11,3	1,58	
Malaien	204	64,7	14,7	19,6	1,0	0,7	
Melanesier	753	53,7	26,8	16,3	3,2	1,54	
Inder	1000	31,3	19,0	41,2	8,5	0,6	
Echte Indianer	862	77,7	20,2	2,1	—	9,6	
Uraustralier	141	57,0	38,5	3	1,5	8,8	

Aus diesen Zahlen kann in erster Linie die Häufigkeit der einzelnen Gruppen abgelesen werden, wobei für die Gruppe IV (Blutstruktur: B.-Körperchen: o, Serum: Anti-A + Anti-B) bei den Asiaten niedere Prozente errechnet werden als bei den europäischen und afrikanischen Völkern. Die Indianer Nordamerikas, die Philippinos und die australischen Ureinwohner ergeben mit durchschnittlich 65 Prozent die höchsten Zahlen für die Gruppe IV.

Bei den Europäern und den Völkern europäischen Ursprunges (Nordamerikaner) überwiegt die Gruppe II (Blutstruktur: B.-Körperchen: a, Serum: Anti-B) die Gruppe III (Blutstruktur: B.-Körperchen: b, Serum: Anti-A). Verfolgt man das Zahlenverhältnis der Gruppe I (B.-Struktur: B.-Körperchen: a + b, Serum o) von Westen nach Osten, so zeigt sich eine deutliche Abnahme bis Indien (27%), wobei die Bevölkerung Osteuropas und Kleinasiens Mittelwerte aufweist.

Die gegenteilige Bewegung zeigt die Gruppe III (b, Anti-A), die von 14% (Italiener), 17% (Deutsche), 18% (Engländer) bis zu 44% (Chinesen), 47% (Mandschus), 49% (Inder) ansteigt.

Die Beziehungen der Häufigkeit der Gruppe II und der Gruppe III zur geographischen Lage sind unverkennbar. Bezeichnet man mit L. und H. Hirszfeld das Verhältnis aller Individuen der Gruppe II zu allen Individuen der Gruppe III als „biochemischen Rassenindex", so bewegt sich dieser bei Europäern und Nordamerikanern zwischen 2·5 bis 3·0, um (nach Mittelwerten von 2 bis 1 für die Grenzvölker) für Asiaten und Afrikaner unter 1 abzusinken.

Schon in der Bezeichnung „biochemischer Rassenindex" ist enthalten, daß diese Erscheinungen nicht auf klimatischen oder geologischen Verhältnissen beruhen, sondern daß ein kausaler Zusammenhang zwischen Blutgruppe und Rasse angenommen werden muß, wenn auch dabei

„Rasse" nicht immer im gebräuchlichen Sinn gemeint ist. Die nahe ethnologische Verwandtschaft der Inder und der westeuropäischen Völker steht außer Zweifel. Gleichwohl ist ihr biochemischer Index mit 0·6 und 3·0 beträchtlich different (Lattes). Aber die Gesetzmäßigkeit der Zahlen und die Eigenart ihres Verhaltens lassen die Hypothese von L. und H. Hirszfeld, daß es für die Gruppen II und III zwei getrennte Ursprungsgebiete, also zwei Zentren der Urbevölkerung gäbe, glaubwürdig erscheinen. Das eine Zentrum läge in Nord- und Mitteleuropa, während das andere in Asien angenommen werden müßte. Aus der Vermischung dieser beiden ursprünglich getrennten Rassen wäre die heutige Verteilung der Gruppen zustande gekommen.

Aber diese Auffassung begegnet vielen Schwierigkeiten. Neuerdings hat F: Bernstein aus dem Institut für mathematische Statistik der Universität Göttingen als „Ergebnis einer biostatischen zusammenfassenden Betrachtung über die erblichen Blutstrukturen des Menschen" folgendes mitgeteilt:

Die Hypothese, daß sich die Blutgruppen in der Art zweier unabhängig voneinander nach dem Mendelschen Gesetz sich vererbenden Anlagenpaare vererben, ist nach einer mathematisch-biologischen Analyse nicht haltbar. Es muß vielmehr angenommen werden, daß es drei Erbfaktoren gibt, die zweckmäßig mit A, B, R bezeichnet werden.

Ursprünglich wären durch spontane Erbänderung drei Klassen von reinerbigem Typus (homozygot) entstanden, von denen sich durch Vermischung die Mischklassen RA, RB und AB gebildet hätten. Bezieht man diese Mischrassen in ihrer Formel auf die vier Blutgruppen, so ergibt sich folgende Übereinstimmung:

Klasse: o   A   B   AB
Formel: RR RA AA RB BB AB

Diese Zusammenstellung will besagen, daß die Klasse o nur Individuen mit der Formel RR enthält, daß sich in der Klasse A Individuen finden, die sowohl den Erbfaktor R in Verbindung mit dem Erbfaktor A tragen, als auch homozygote AA-Individuen. Dieselbe Betrachtung gilt für die übrigen Klassen.

Daraus schließt Bernstein:

„Wir haben es zu tun mit drei Rassen, von denen heute noch die Indianer und die Philippinos nahezu rein die ursprüngliche RR-Beschaffenheit repräsentieren. Die R-Rasse bildet noch immer an jeder Stelle der Erde den Hauptbestandteil, sodaß die A-Rasse und die B-Rasse, die sich in Europa und Ostasien, bzw. Indien gebildet haben, mit einer großen Restmasse unmutierter RR-Individuen vermischt auftreten. Vermutlich erfolgte die Bildung der reinen B-Rasse im malaiischen Archipel, entsprechend der Hypothese, daß die Japaner, welche das Maximum zeigen, durch Mischung der Malaien und Mongolen entstanden sind, und dieser Bestandteil ist dann zugleich nach Indien und von dort bis nach England mit dem Minimum von 5,2% hindurchdiffundiert. Anderseits hat sich die in Europa maximal vorhandene A-Rasse offenbar auch dort mit einem überwiegenden Bestandteil nicht mutierter Rasse vermischt und ist sogar in noch stärkerem Maß

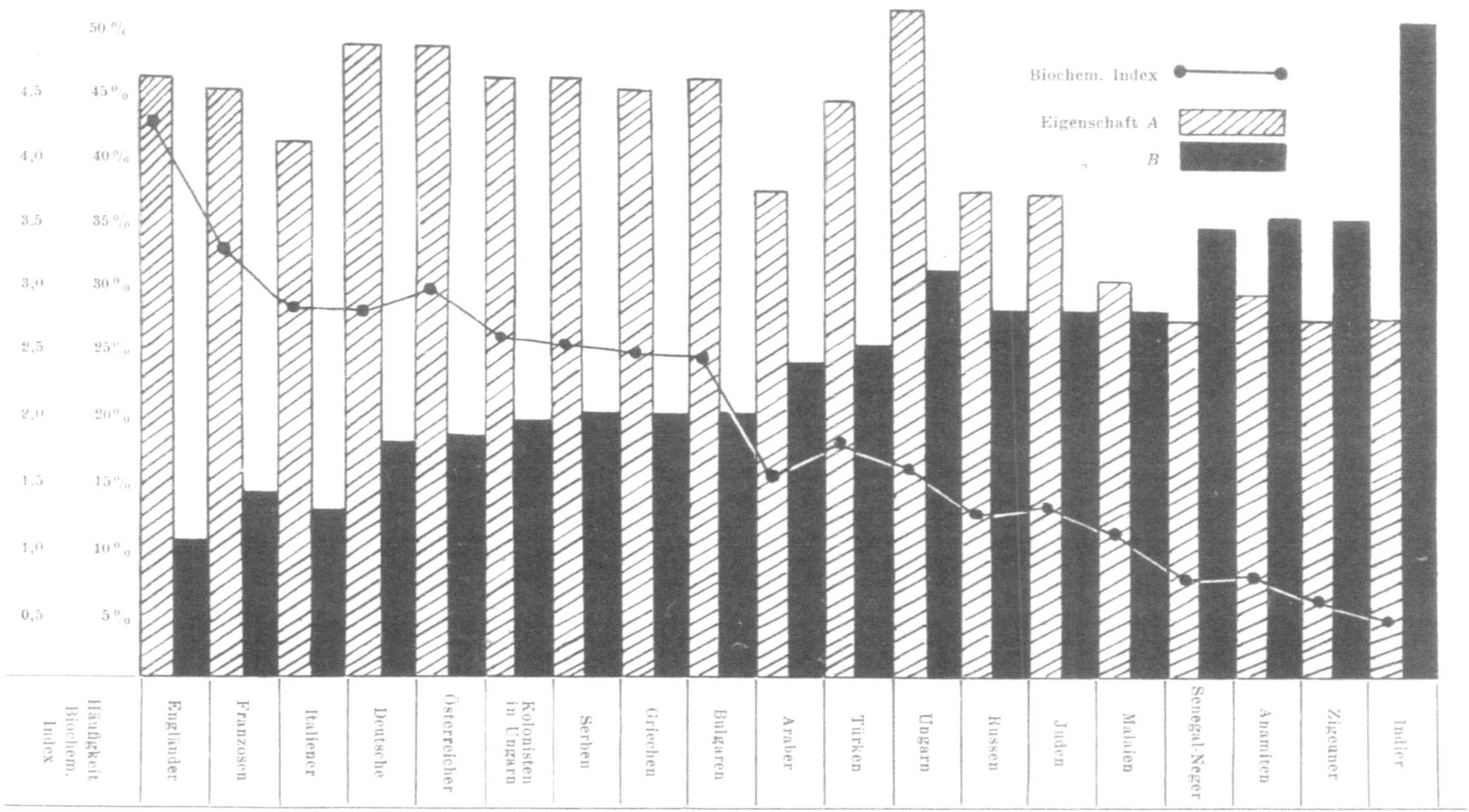

Abb. 23. Tabelle nach v. Béznak, wiedergegeben nach H. Küttner (Arch. f. klin. Chir., Kongreßband 1924).

nach Osten vorgedrungen, so daß in Indien noch 14,9% vorhanden sind. Es besteht also sowohl ein germano-indischer wie ein indogermanischer Zusammenhang. Zugleich zeigen die Mandschus einen stärkeren Einschlag dieser A-Beschaffenheit als die anderen mongolischen Völker, so daß die A-Rasse auf einen Zusammenhang im Norden hinweist.''

Alle diese Ergebnisse werden neuerdings von Lanner[1]) angezweifelt, der zunächst feststellt, daß unter vielen deutschen Stämmen, die untersucht wurden, eine nahezu ebenso große Variationsbreite besteht wie in den Vergleichszahlen verschiedener Völker. Der Versuch Bernsteins muß nach Lanner als nicht geglückt bezeichnet werden. Gerade die entscheidende Formel Bernsteins wird nach Parallelversuchen von Lanner in 40% der Fälle als nicht stimmend gezeigt. Darüber sind noch weitere Untersuchungen erforderlich[2])

Die Dreizahl spielt in allen hier berührten Problemen immer wieder eine Rolle. Bernstein betont die drei Erbfaktoren; Guthrie und Huck postulieren zur Erklärung der Gruppen drei Agglutinogene und Lattes zeigt die einfache Erklärung aller dunklen Transfusionsschäden durch die Annahme eines dritten Antigen-Antikörperpaares.

Mag auch vieles der heute vertretenen Anschauungen noch nicht den Tatsachen ganz entsprechen, der tiefe Einblick, den die Feststellung der Blutgruppen in die verworrenen Fragen der Ethnologie und Anthropologie gebracht hat, kann nicht übersehen werden.

Schrifttum

Backiang-Liang: Neue Untersuchungen über Isohämoagglutinine bei den Chinesen, insbesondere die geographische Änderung des Hämagglutinationsindex (,,Biochemisch. Rassenindex''). Münch. 1924, Arch. f. Hyg., Bd. 94.

Bais and Verhoef: On the biochemical index of various races in the East indian Archipelago. Journ. of immunol. 9, 383. 1924.

Bernstein: Ergebnisse einer biostatistischen zusammenfassenden Betrachtung über die Erbstrukturen des Menschen. Klin. Wochenschr. 1924, Nr. 33, S. 1924.

— Zusammenfassende Betrachtungen über die erblichen Blutstrukturen des Menschen. Zeitschrift f. indukt. Abstamm. u. Vererbungslehre. 1925, S. 237.

Buchanan: A consideration of the various laws of heredity and their application to condition in man. Americ. journ. of the med. sciences 165, 675, 1923.

Bunatz: Über die Isoagglutination bei verschiedenen Völkern. (Russisch.) Russki antropol. Journ. 1—2. 115. 1924.

Cabrera and Wade: Isoagglutination. Group percantage of Philippino Blood. Philipp, Islands. Med. Assoc. journ. 1, 100. 1921. Journ. of the americ. med. assoc. 1921. p. 1603.

---

[1]) Klin. Wochenschr. 1925, Nr. 30, S. 1477.

[2]) Auch Schütz und Wöhlisch halten es nicht für erwiesen, daß die bestimmte Gruppenhäufigkeit ein Rassenmerkmal sei. Schiff und Ziegler haben gezeigt, daß die Berliner Juden Werte aufweisen, die denen der Berliner-nicht-Juden viel näher stehen als den ausländischen Juden.

Coca and Delbert: A study of the occorence of the blood groups among americ. Indians. Journ. of immunol. 3, 93, 1928.

Fukamachi: Biochemic race index of Koreans, Mandschus and Japanese. Journ. of immunol. 8, 291, 1923.

Halber and Mydlarski: Recherches séroanthropologiques en Pologne. Cpt. rend des séances de la soc. d. biol. 89, 1373, 1923. Poln. Biol. Ges. 16, 5, 1923.

Heydon and Murphy: Biochemical index of natives of New Guinea. Med. journ. of Australia 1924, p. 235.

v. Jeney: Rassenbiologische Untersuchungen in Ungarn. Deutsche med. Wochenschr. 1923, Nr. 49, S. 546.

Jonsson: Agglutinine im Isländerblute. Hospitalstidende 66, 45, 1923.

Kilgore, Liu, Hua: Blutgruppen im chinesischen Volk. China med. Journ. 32, 21, 1918.

Korthoff: Investigation into the relation of the four groups for blood transfusion in the Dutsch East Indies. Medel. v. burg. genees K. Dienst Batavia 1922, 193.

Kruse: Rasse und Blutzusammensetzung. 10. Tag. Deutsche Vereinig. f. Mikrobiol. Juni 1924. Göttingen.

Lanner: Klin. Woch. 1925, Nr. 30, S. 1477 (Med. Ges. Leipzig, Mai 25).

Liang: Untersuchungen über Isohämagglutination bei den Chinesen. Arch. f. Hygiene 94, 93, 1924.

Li-Chi-Pan: A study of fifteen hundred chinese blood groups. Nat. med. journ. China 10, 252, 1924.

Liu Heng and Wang: Isoagglutination tests on one thousand chinese blood. Nat. med. journ. China 6, 118, 1920.

Manuila: Recherches séro-anthropologiques sur les races en Roumanie par la méthode de l'isohemagglutination. Cpt. rend,. des séances de la soc. de biol. 90, 1071. 1924.

— et Popoviciu: Recherches sur les races roumaine et hongroise en Roumanie par l'isohémagglutination. Cpt. rend. des séances de la soc. de biol. 90, 542, 1924.

Matubara: Blutgruppen in den Japanern. Japanese journ. of surg. 21, 443, 1920.

Mino: La distribution dei gruppi sanguigni in Italia. Arch. di antropol. crim. psichiatr. e med. 43, 438, 1923.

Pirie: Blutgruppen bei Südafrikanern. The med. journ. of South Africa 16, 109, 1921.

Popoviciu: Differences dans la structure biologique en Roumanie d'aprés la situation géographique. Rapport entre les propriétes d' isohémagglutination B et O. Cpt. rend. des séances de la soc. de biol. 90, 1069, 1924.

Rizzatti: Sulla distributione dei gruppi sanguigni in alcune province della Val Padana. Boll. soc. med. Parma 1924, Nr. 3.

Steffan: Die Bedeutung der Blutuntersuchung für die Bluttransfusion und die Rassenforschung. Arch. f. Rassen u. Gesellschaftsbiol. 15, 107, 1923.

Sucker: Die Isohämagglutination des menschlichen Blutes und ihre rassenbiologische Bedeutung. Zeitschr. f. Hyg. u. Infektionskrankh. 102, 482. 1924.

Tebbut and Connel: On human isohemagglutinins with a note on their distribution amongst some Australian aborigines. Med. journ. of Australia. 2, 201, 1922.

Verzar und Wesreczka: Rassenbiologische Untersuchungen mittels Isohämagglutination. Biochem. Zeitschr. 126, 33, 1921.

Blutgruppe und Vererbung

Für alle Schlüsse, die in rassenbiologischer Hinsicht und in Hinblick auf Disposition und andere physiologische und pathologische Vorgänge gezogen werden, ist das Wissen um die Vererbung der Blutgruppen die Vorbedingung.

Was darüber bis heute feststeht, hat seine Grundlage in den Untersuchungen von v. Dungern und Hirschfeld (1910), die trotz der Unvollständigkeit der Stammbäume und der verhältnismäßig geringen Zahl von Erbfolgen (72 Familien mit 348 Personen) zu weitgehenden Schlüssen berechtigen.

Hiefür wiederum ist die Voraussetzung, daß für die Vererbung der Blutgruppen das Mendelsche Gesetz Giltigkeit[1]) hat. (Ottenberg und Epstein, v. Dungern und Hirschfeld).

Dieses lautet durch Symbole dargestellt:

Man bezeichnet die einzelnen Anlagen oder Gene mit Buchstaben. Hat eine Pflanze die Gene A, B, C....X, so wird ein durch Reinzucht erzeugter Nachkomme die Erbformel AA, BB, CC.... XX besitzen, da er jeweils von Vater und Mutter die gleichen Anlagen mitbekommen hat. Unterscheiden sich aber die zwei geschlechtlich verschiedenen Keimzellen in einem Gen, so wird in diesem dann der Nachkomme heterozygot sein (Jost). Diese Erbregel enthält das Gesetz von der Uniformität der Bastarde in der ersten Generation mit der besonderen Erscheinung der dominierenden Vererbung (völlige oder vorwiegende Gleichheit mit einem Elter), die Spaltungsregel und das Gesetz von der Autonomie der Merkmale (bei Verschiedenheit der Eltern in zwei Merkmalen können sich die einzelnen Merkmale beim Spalten unabhängig voneinander verteilen). Das wesentliche Ergebnis der Mendelschen Erbforschung ist die Feststellung, daß zwei Organismen bei verschiedenem Gehalt an Anlagen doch ganz gleich aussehen können (Phänotypus). Nicht das Aussehen, sondern nur die Vererbungsanalyse kann mithin den Gehalt an Anlagen (Genotypus) aufdecken.

Diese Vererbungsregeln sind in großem Umfang auf die Vererbung der Blutgruppen anwendbar.

L. Lattes drückt die Ergebnisse der Untersuchungen von v. Dungern und Hirschfeld in dieser Form aus:

Die biochemische Blutstruktur II (B.-Körperchen a, Serum: Anti-B)

---

[1]) Es sei hier vermerkt, daß die Unabhängigkeitsregel von Mendel durch die Arbeiten von Morgan eine Einschränkung erfuhr (Hirszfeld). v. Dungern und Hirszfeld haben festgestellt, daß die isoagglutinablen Substanzen A und B sich voneinander unabhängig vererben. Jedoch schien aus anderen Untersuchungen (v. Dungern, Hirszfeld, Learmonth) hervorzugehen, daß sie sich auch gemeinsam vererben. Dieses Vorkommen wird durch eine Theorie Morgans über das Verhalten von Chromosomen und Chromosomeren zu erklären versucht (Th. Morgan: „Die stoffliche Grundlage der Vererbung", 1921, Gebrüder Bornträger, und E. Baur: „Menschliche Erblichkeitslehre", München 1923, Lehmanns Verlag.)

tritt ebenso wie die Struktur III (b, Anti-A) nur dann bei Kindern auf, wenn sie bei einem der Eltern vorhanden war. Haben beide Eltern eine bestimmte Blutstruktur, so erscheint sie in der Regel auch bei allen Kindern, aber sie kann auch bei einigen von ihnen fehlen. Besitzt nur Vater oder Mutter die Struktur, so findet sie sich meist höchstens bei einem Teil der Kinder, nur ausnahmsweise bei allen. Fehlt umgekehrt die Blutstruktur bei den Eltern, so tritt sie niemals bei den Kindern auf.

In der üblichen Gruppenbezeichnung heißt das, wenn die Gruppen II (a, Anti-B), III (b, Anti-A), IV (O, Anti-A + Anti-B) bei Vater oder Mutter vorhanden sind, so können sie auf die Kinder übertragen werden oder auch nicht. Wenn dagegen beide Eltern zur Gruppe IV (O, Anti-A + Anti-B) gehören, so müssen auch die Kinder immer zu dieser Gruppe gehören.

Daraus geht also hervor, daß die Struktur a (Gruppe II nach Moß; a, Anti-B) und b (Gruppe III nach Moß; b, Anti-A) wohl bei den Kindern fehlen, nicht aber neu auftreten können, daß sie mithin Merkmale darstellen, die „wenn sie überhaupt im Blut vorhanden sind, auch in Erscheinung treten." Sie haben mithin die Kennzeichen der Dominanz. Im Gegensatz dazu zeigen die Merkmale Nicht-a und Nicht-b (b, O; a, O) die Zeichen der Rezessivität (Möglichkeit des Auftretens bei Kindern, ohne daß sie bei den Eltern nachweisbar waren).

Die vier bekannten Blutgruppen erweisen sich folgerichtig als das Ergebnis der Kombination von zwei Mendelschen Merkmalspaaren (vier Phänotypen aus der Kombination von zwei allelomorphen Paaren). Die Blutgruppe ist hiebei, wie Mino besonders ausdrücklich betont, eine „wirklich durchaus einheitliche biologische Eigenschaft". Zahlreiche Untersuchungen (Jervell in Norwegen, Kirihara in Japan und Korea, Avdejeva und Grizevicz in Rußland, Plüß in der Schweiz, Dyke und Budge in Schottland u. a.) haben die Befunde von Dungern-Hirschfeld bestätigt.

Schließlich sei noch bemerkt, daß aus den Untersuchungen von Jervell, Mino und Garlasco, Ottenberg, Plüß, Schiff, hervorgeht, daß bei eineiigen Zwillingen die Blutgruppen übereinstimmen[1]), während sie bei zweieiigen (ebenso wie bei gewöhnlichen Geschwistern) verschieden sein können (Lattes).

In der Tatsache der Vererbung der Blutstruktur nach dem Mendelschen Gesetz liegen aber noch andere biologische Probleme enthalten.

Von der Beobachtung ausgehend, daß bei gruppenverschiedenen Eltern das Kind sowohl die Gruppe des Vaters als die der Mutter aufweisen kann, werfen L. Hirszfeld und H. Zborowski die Frage auf, wie sich die serologischen Beziehungen zwischen Mutter und Frucht verhalten? Wenn das Kind die der Mutter ungleiche Gruppe des Vaters trägt, so müßte die Möglichkeit bestehen, daß die Mutter die Blutkörperchen der Frucht agglutiniert. Und sie fragen weiter: Wie wehrt

---

[1]) Nach den Untersuchungen von Leven (Derm. Woch. 1924, Bd. 78, Nr. 20) sind Eineier hochgradig erbähnlich, nicht erbgleich (Papillarlinien-System der Finger).

sich die Frucht gegen das Eindringen mütterlicher Isoantikörper? Welcher Mechanismus schützt die Mutter gegen die Invasion kindlicher gruppenspezifisch fremder Isoantigene?

Als Tatsache muß hier vorausgeschickt werden, daß die Differenzierung des Serums in gruppenspezifischer Hinsicht von den Blutkörperchen abhängig ist. Für diese besteht die Gruppeneigenart nach den Befunden von v. Düngern-Hirschfeld schon im embryonalen Leben. Die Differenzierungsvorgänge für das Serum treten aber erst im kindlichen, ja sogar erst im jugendlichen Alter auf[1]). Der Neugeborene enthält keine eigenen Antikörper; diese finden sich vielmehr erst im postembryonalen Leben. Hirszfeld und Zborowski sprechen daher von einer „serologischen Reifung". Daraus geht hervor, daß das Nabelschnurblut keine vom Kind produzierten Antikörper enthält.

Für die Beurteilung des biologischen Vorganges bei einer heterospezifischen Schwangerschaft (= bei einer Schwangerschaft mit Gruppenunstimmigkeit) ist die Frage zu lösen, ob der „Mechanismus der Zirkulationsfremdheit" (Undurchlässigkeit des Gefäßendothels für Antikörper) die heterospezifische Frucht vor den zirkulierenden Antikörpern abschließt?

Hiefür ist die Durchlässigkeit der Plazenta für Antikörper[2]) entscheidend. Hirszfeld und Zborowski haben nun in sehr interessanten Untersuchungsreihen festgestellt, daß der Übergang der Antikörper von der Mutter auf die Frucht bei verschiedenen Gruppen quantitativ verschieden ist, woraus hervorgeht, daß diese Durchlässigkeit eine konstitutionelle Eigenschaft ist, die mit der Blutgruppe in engster Beziehung steht. (Die Gruppe II besitzt z. B. eine für Isoantikörper fast undurchlässige Plazenta.)

---

[1]) G. H. Schneider beobachtete bei mehreren 100 Untersuchungen von Neugeborenen Angehörige aller Gruppen. Von 198 Doppeluntersuchungen je Mutter und Kind hatte er:

$$
\begin{array}{llllll}
\text{bei den Müttern:} & \text{Gruppe} & \text{I} & 11 & \text{Fälle} & = 5{,}5\% \\
& ,, & \text{II} & 85 & ,, & = 42{,}5\% \\
& ,, & \text{III} & 14 & ,, & = 7\ \% \\
& ,, & \text{IV} & 98 & ,, & = 44\ \% \\
\text{bei den Kindern:} & ,, & \text{I} & 8 & ,, & = 4\ \% \\
& ,, & \text{II} & 78 & ,, & = 36\ \% \\
& ,, & \text{III} & 22 & ,, & = 11\ \% \\
& ,, & \text{IV} & 90 & ,, & = 45\ \% \\
\end{array}
$$

In 116 Fällen gehörten Mutter und Kind zur gleichen Gruppe; das wären 59%, also in etwa drei Fünftel der Fälle. Nach Untersuchungen von Jones an 197 Neugeborenen ließen sich, auf Grund der agglutinablen Substanzen beurteilt, sämtliche Neugeborenen in die vier Gruppen einteilen, wobei die Häufigkeit der einzelnen Gruppen den Verhältnissen bei Erwachsenen entsprachen. Nach dem Agglutiningehalt gewertet ließen sich nur 78% einreihen. Aber auch dort, wo sich Agglutinin nachweisen ließ, waren die Mengen oft sehr gering (P. Schneider).

[2]) Wichels konnte bei verschiedenen Tierarten in bezug auf die Durchlässigkeit der Plazenta besonders Immunstoffen gegenüber ein verschiedenes Verhalten feststellen (Klin. Woch. 1925, Nr. 32).

Ein Vergleich der Isoagglutinine im mütterlichen Serum bei homospezifischer (Gruppengleichheit zwischen Mutter und Frucht) und heterospezifischer Schwangerschaft zeigt, daß diejenigen Antikörper sehr oft fehlen, die mit den Blutzellen der Frucht reagieren können. Daraus kann unter Verwendung der Landsteinerschen Regel geschlossen werden, daß die Blutkörperchen der Frucht auf ähnliche Weise das Auftreten gegen sie gerichteter Antikörper verhindern, wie das eigene Blut das Auftreten der Auto-Antikörper.

Die Tragweite solcher Feststellungen für die Beurteilung mancher pathologischen Symptome während der Schwangerschaft (Eklampsie — Mc. Quarrie), für die Möglichkeit der Befruchtung überhaupt, für die Lebensaussichten der Frucht, für den spontanen Abortus usw. ist offenkundig.

Hier liegen neue Gebiete der Forschung offen, die — wie so vieles andere — auf dem Boden der Lehre von den Blutgruppen entstanden sind.

Ein Beispiel hiefür sei noch angeführt:

Beim Studium der Erblichkeitsfrage des Kropfes konnte H. W. Siemens auf Grund verschiedener Stammbäume die Vermutung aussprechen, daß es sich bei manchen Formen des sporadischen Kropfes um eine „dominant geschlechtsbegrenzte Vererbung" handelt mit fast absoluter Begrenzung auf das weibliche Geschlecht. Ein von Blum erhobener Stammbaum zeigt dies eindeutig:

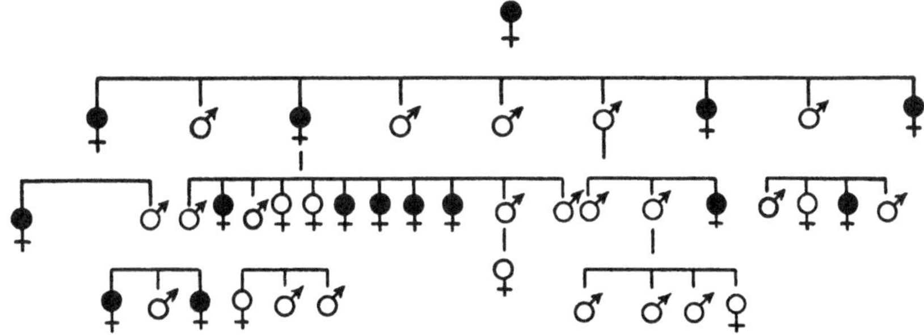

Abb. 24.   Stammbaum von Blum.

Nach diesen Feststellungen war es sehr bemerkenswert, daß Fürth an der Bevölkerung in Garmisch-Partenkirchen die folgenden Beobachtungen machen konnte: War in einer Familie nur ein Elter ein Kropfträger, während der andere Elter kropffrei war, dann waren von den Kindern nur jene von Kropf befallen, die der gleichen Blutgruppe wie der kropfige Elter angehörten. Die von Fürth dafür geprägte Formel lautet: „Bei Blutgruppendiskordanz der Eltern und einseitiger Kropfbelastung von nur einem Elter her, erben in weitaus überragender Weise die kropfbefallenen Kinder die Blutgruppe desjenigen Elters, von dessen Seite her auch die Kropfbelastung stammt, während die Blutgruppe des aus kropffreier Familie stammenden Elters auf die kropffreien Kinder übergeht."

Eine Erklärung sucht Fürth in der Annahme, daß das Schilddrüsenhormon schon frühzeitig „einen formativen Einfluß auf die noch undifferenzierten, gewissermaßen in einem neutralen Zustand befindlichen Blutkörperchen des Fötus ausübt, und daß die Struktur der Blutkörperchen unter dem Einfluß eines auf Grund einer ererbten Anlage nach der krankhaften oder normalen Seite hin ausgebildeten Schilddrüsenhormons sich zu jener Blutgruppe ausbildet, nach der das Blut desjenigen Elters gebildet ist, von dem die normale bzw. krankhafte Schilddrüsenanlage stammt."

In dieser Darstellung ist der Glaube an eine zeitliche und eine wesenhafte Priorität ausgesprochen, der nicht voll begründet ist. Die Blutgruppenzugehörigkeit ist ein unmittelbarer Erbfaktor, sie ist in der Keimanlage enthalten. Nur unter dieser Voraussetzung ist es möglich, die Gültigkeit einer Erbregel anzunehmen, die heute durch tausende von Beobachtungen erwiesen ist. Nun ist es aber auch nach den Tabellen von Siemens und nach den Untersuchungen von Fürth sehr wahrscheinlich, daß eine heute schon als gesetzmäßig erkennbare Erbfolge beim Kropf besteht. Auch hier muß es sich mithin um eine Erbanlage handeln. Wenn es sich nun herausstellt, daß nur gruppengleiche Individuen der Deszendenz an Kropf erkranken, dann ist die einfachste Annahme die, daß sie diese beiden Anlagen (Blutgruppe und Struma) neben anderen, derzeit noch nicht erweisbaren (Diphtherieempfindlichkeit!) ererbt haben. Die Erklärung der Gruppengleichheit als Ausdruck eines formativen Reizes spräche der Schilddrüse eine übergeordnete Rolle zu, die nicht verständlich ist. Und welche Schilddrüse ist gemeint? Die väterliche kann nicht in Frage kommen, wenigstens nicht im Sinne einer hormonalen Wirkung. Die mütterliche aber kann im Falle einer heterospezifischen Schwangerschaft erst recht nicht angeschuldigt werden.

In der ganzen Frage ist vielmehr das Problem wieder in den Vordergrund gerückt, ob nicht die bestimmte Blutstruktur die Disposition zu gewissen Krankheiten in sich schließt. In unserem Fall: ob der Deszendent nicht deshalb an Kropf erkrankt, weil er einer bestimmten Blutgruppe angehört? Es wurde früher erwähnt, daß alle Untersuchungen, die in Hinblick auf andere Erkrankungen angestellt wurden, zu negativen Ergebnissen führten. Alexanders Annahme (Neigung der Gruppe III und IV zu malignen Tumoren) wurde durch Buchanan und Highley, Cavalieri und durch eigene Untersuchungen widerlegt. Auch alle Versuche, zwischen Körpergröße, Haarfarbe u. a. und der Blutstruktur nachweisbare Beziehungen herzustellen, schlugen fehl (L. u. H. Hirszfeld, Wesecki und Verzar).

Aber alle diese Untersuchungen stehen erst im Anfang. Gewiß hat schon heute der Begriff der Disposition eine neue Beleuchtung erfahren. Verwertbare Ergebnisse können erst nach den Feststellungen bei mehreren Geschlechterreihen erwartet werden. Trotz alles bisherigen Fehlschlagens muß für die Frage des malignen Neoplasmas gerade auf diesem Wege mancher Aufschluß erwartet werden. Wir haben in der „Reichsanstalt für Säuglinge" in Wien (Vorstand Hofrat L. Moll) die Grundlage für solche Untersuchungen in Generationsfolgen auf breiter Basis zu schaffen versucht. Es scheint nicht ausgeschlossen, daß auch das Phänomen der Periodizität des Lebens, dem Swoboda so überzeugenden Ausdruck gab, in meßbare Kongruenz mit dem System der Blutgruppen (Titerhöhe u. a.) gebracht werden kann. Das Schicksalhafte von Vererbung und Individualität könnte dadurch in weiten Umrissen biologisch erkennbar werden.

Die Große Kurve der Titerhöhe wurde von Hoche-Moritsch gezeichnet. Es liegt nahe, anzunehmen, daß diese Welle sich aus vielen kleinen Wellen zusammensetzt, die einem Schwanken des Titers entsprechen. Das Zugrundegehen und die Neubildung von Erythrozyten ist eine Tatsache. Vielleicht ist dieser Vorgang von einem Wechsel der Titerhöhe begleitet. Darin könnte zahlenmäßig eine Periodizität erwiesen werden, die bereits bekannte Perioden mit der Virtualität der Blutkörperchen im Einklang zeigt. Wir befassen uns mit der Untersuchung dieser Vorgänge.

Schrifttum

Alexander: An inquiry into the distribution of the blood groups in patients suffering from malignant diseases. British journ. of exper. path. 1924, 2.

Baecchi: Über d. different. Diagnose zw. mütterl. u. fötalem Blut i. d. gerichtl. Med. Zeitschr. f. mediz. Beamte 1915, Nr. 1.

Bertino: Sul potere emolitico ad emagglutinante del siero sanguigno materno e fetale etc. Atti soc. ital. di ostet. e ginec. 1906, 12.

De Biasi: Studies on isoagglutin. in the blood of newborns. Journ. of the Americ. med. assoc. 1923, 81, pag. 1776.

Blumgarten: The hemolytic properties of cancer serum. Med. record 1909, 75, 61.

Buchanan and Higley: The relationship of bloodgroup to disease. Brit. journ. of exper. path. 1921, 2, 247.

Butler and Mefford: Isohemolysins and = agglut. of human serums with spec. refer. to cancer. Journ. of the Americ. med. assoc. 1909, 52,

Chavasse: The bloodgroup in mother and child. Brit. med. journ. 1921, 1, 641.

Cherry and Langrock: The relat. of hemolyse in the transf. of babies with mothers. Journ. of the Americ. med. assoc. 1916, 66, 626.

Crile: Hemolyt. tests for cancer. Transact. of the Americ. surg. assoc. 1908, 26.

— Hemolysis with. spec. refer. to canc. a. tbc. Journ. of the Americ. med. assoc. 1908, 51.

Dossena: Osservazioni sulle modelità d. transmissione ereditaria nei caratteri d. gruppi sanguigni Ann. di ostetr. e ginecol. 1924, p. 9.

v. Dungern und Hirschfeld: Über Nachweis und Vererbung biochemischer Strukturen. Zeitschr. f. Immunit. Forsch. u. exper. Therapie. 1910.

— Über Vererbung gruppenspezifischer Strukturen des Blutes. Ibid 1910.

— and Epstein: Studies in isoagglutination. Transact. of the New York. path. soc. 1908, 8.

Friedenthal: Über e. experim. Nachweis von Blutsverwandtschaft. Arch. f. Anat. u. Phys. 1900.

v. Graff und Zubrzycki: Biolog. Studien über mütterliches und Nabel-
schnurblut. Arch. f. Gynäkol. 1911, 12, 95.
Gruhzit: Toxemias of pregnancy from new aspekt. Americ. journ. of obstetr.
and gynecol. 1923, 5, 400.
Halban: Agglutinationsversuche mit mütterlichem und kindlichem Blute.
Wien. klin. Wochenschr. 1900, S. 545.
— u. Landsteiner: Über Unterschiede d. fötalen u. mütterl. Serums.
Wien. klin. Wochenschr. 1901, S. 1269; Münch. med. Wochenschr. S. 473.
Happ: Appearence of isoagglut. in infants and childr. Journ. of exper.
med. 1920, 21.
Hellin: Über eine noch unbekannte Eigensch. d. Blutserums von Neu-
gebor. u. Schwanger. Münch. med. Wochenschr. 1914, Nr. 24.
Hesz R.: Über Isoagglutinine beim Neugeborenen. Dtsch. med. Wochenschr.
1921, S. 241.
Hirszfeld: Krankheitsdisposit. u. Gruppenzugehörigkeit. Klin. Wochschr.
1924, Nr. 46.
— Die Konstitutionslehre im Lichte serolog. Forschung. Ibid. Nr. 26.
— und Brokman: Vererbung d. Disposit. bei Diphtherie. Ibid. Nr. 29.
— — On the ousceptibil. to diphter. with reference to the inheritance of
blood groups. Journ. of immunol. 1924, 11.
Janeway: The serum reaction in cancer. Ann. of surg., 1909, 1.
— Results of testing bloodserum in 35 cases of cancer for hemol. propert.
on the norm. r. bl. corp. Journ. of the Americ. med. assoc. 1909, 62.
Johanssen: Clavement des sujets affectés de tumeurs mal. selon les
isoagglutinines de leur sang. Cpt. rend. de séances de la soc. de biol. 92,
112, 1925.
Jones: Isoagglutinins in the blood of new-born. Americ. journ. of dis. of
childr. 22, 586, 1921.
Isohemolysins in human blood with special reference to the blood of
the new born. Americ. journ. of dis. of childr. 22, 598, 1921.
Kelling: Über die Ergebnisse serologischer Untersuchungen bei Karzinom.
Berlin. klin. Wochenschr. 1907, S. 1293.
— Weitere Untersuchungen über hämolytische Reaktionen und über Komplementbindung im Blut von Krebskranken. Wien. klin. Wochenschr.
1909. S. 1292.
Kolzoff: (Über die erblichen chemischen Eigenschaften des Blutes). (Russisch
Priròda 1921. Uspiecki experimentalnoi biologhi. 1333. 1922. 1. Con-
gresso di Eugenetica Sociale Milano sett. 1924.
Laffont et Gauyoux: Recherches sur l'agglutination des globules sanguins
avec le serum maternel et foetal. Cpt. rend. des séances de la soc. de
biol. 88, 730, 1923.
Langer: Über Isoagglutinine beim Menschen mit besonderer Berück-
sichtigung des Kindesalters. Zeitschr. f. Heilkunde 24, 111. 1903; 74. Vers.
Naturf. u. Ärzte, Karlsbad, 1902.
Learmonth: The inheritance of specific isoagglutinins in human blood.
Journ. of genetics. 1920. 10.
— Human Bloodgrouping. Glasgow med. journ. 1924.
Mac Quarrie: Isoagglutination in new-born infants and their mothers. Pos-
sible relationship between interagglutination and toxemias of pregnancy
Bull. of Johns Hopkins hosp. 34, 51. 1923.
Mayer A.: Über die biologische Einheit zwischen Mutter und Kind. Monats-
schrift für Geburtsh. und Gynäkol., 64, 131, 1923.

Mino: „L'eredità dei gruppi sanguigni". Policlinico sez. med. 1924.
— Einiges über Konstitutionslehre und serologische Forschung. Deutsche med. Wochenschr. 1924.
Mino e Garlasco: I gruppi sanguigni dei gemelli. Minerva med. 3, 852, 1923.
— Ricerche sperimentali sulla transfusione di sangue nell' uomo. Arch. per le scicuze med. 1924.
Obata: Vergleichende Untersuchungen zwischen den Erwachsenen und Foetalblutserum. Chugai-Jji Shimpo. No. 866.
Ottenberg: The etiology of eclampsia. Journ. of the Americ. med. assoc. 81, 295, 1923.
— Hereditary Blood qualities. Journ. of immunolog. 1921, Vol. 6.
Plüss: Über Isoagglutination im menschlichen Blute und ihre Vererbung. Schweiz. med. Wochenschrift, 54, 544, 1924. (Vollst. Inaug.-Diss. Zürich.)
Pollitzer e Rapiscadi: L'isoemolisi nella madre e nel figlio. Pediatria 32, 976, 1924.
Reymann: Über die Übertragung der sogen. normalen Antikörper von der Mutter auf die Nachkommenschaft. I, Agglutinine. Ber. über d. ges. Physiolog. Bd. IV, H. 5/6.
Richartz: Über das Vorkommen von Isolysinen im Blutserum bei malignen Tumoren. Dtsch. med. Wochenschr. 1909, Nr. 31.
Schiff: Über das serologische Verhalten eines Paares eineiiger Zwillinge. Berl. klin. Wochenschr. Nr. 30, 1914.
Strasburger: Lehrbuch d. Botanik f. Hochschulen, 1921, Jena, G. Fischer (Jost).
Swoboda H.: „Das Siebenjahr", Wien, 1917, Orion-Verlag.
Travlos: Etude sur l'incompatibilité sanguino entre la mére et le foetus et ses rapports avec la toxémie gravidique. Thèse de Paris, 1924.
Upcott: Isohemolysis in malignant diseases. Lancet 1910, p. 795.
Volhardt: Ist die Unterscheidung mütterl. u. fötalen Blutes nach neueren Methoden möglich? Berl. klin. Wochenschr. Nr. 25, 1914.
Wassing und van Raamsdonk: (Isohämagglutine in Krebskranken), Nederlandsch tijdschr. v. geneesk. 19, 2001, 1923.
Whittemore: The value of hemolysis in the diagnosis of carcinoma. Boston med. a. surg. journ. 160, 77, 1909.
Williams, E. C. Pilman: Incompatible bloodgrouping and their possible connection with pregnancy toxemias. X. Internat. Congr. Physiol. Edinburgh 1923.

Lebensdauer der transfundierten Erythrozyten

Unveränderlichkeit der Gruppenzugehörigkeit

Alle bisherigen Schlußfolgerungen sind auf der Unveränderlichkeit der Gruppenzugehörigkeit aufgebaut. Diese gewinnt erhöhte Bedeutung für die weiteren praktischen Konsequenzen, die aus dem Wesen der individuellen Blutformel gezogen werden.

Schon die ersten Untersucher (Landsteiner, v. Decastello, Sturli, Cavalieri, Hektoen) haben die Konstanz der Gruppenzugehörigkeit festgestellt. L. und H. Hirszfeld erwiesen sie innerhalb von acht Jahren, Lattes von 12, v. Decastello von 21 Jahren. Nach

allen biologischen Vorstellungen war ein Wechsel der Gruppenzugehörigkeit auch nicht anzunehmen (Schneider u. a.).

Nun haben aber Eden, Diemer, Harper-Byron, Hittmair,
Levine und Segall Befunde mitgeteilt, die durch physiologische Vorgänge (Menstruation), durch pharmakologische Beeinflussungen (Chinin),
durch Narkose, durch Röntgenbestrahlung eine Gruppenverschiebung
als Tatsache erweisen sollten. Übereinstimmend mit den Beobachtungen
Fishbeins über die Veränderlichkeit des Isoagglutinins bei Kaninchen
und Biffis über jene der Agglutinationsfähigkeit beim Menschen nach
fieberhaften Erkrankungen (Grünbaum und Shattock hielten eine
Gruppenverschiebung für durchaus möglich) neigt auch T. Torii zur
Ansicht, daß die Blutstruktur des Menschen durch Krankheitsprozesse
eine grundsätzliche Änderung erfahren könne. Er berichtet folgendes:
„Im Oktober 1919 besuchte ich Dr. Hara in Nagano, der bei Prof. von
Dungern die Blutgruppen experimentell studierte und dessen Blutkörperchen von v. Dungern als zur A-Art gehörig bestimmt worden
waren. Auf meine Bitte bestimmte Dr. Hara meine und einige andere
Blutarten. Dabei wurde festgestellt, daß mein Blutserum die Blutkörperchen von Dr. Hara und anderseits das Serum des Dr. Hara meine
Blutkörperchen agglutinierten. Es gehören also meine Blutkörperchen
zur B-Form. Ein anderes Blut, das ich zur Untersuchung mitgebracht
hatte, war dem des Dr. Hara ganz gleich, gehörte also zur A-Form.
Seitdem benütze ich mein Blut bei Untersuchungen als Maßstab. Zu-
fällig entdeckte ich nun Ende 1919, daß mein Blutserum Blutkörperchen
agglutinierte, die es vorher nicht agglutiniert hatte. Aus den alsbald
ausgeführten Untersuchungen über die Agglutination meines Blutes mit
bereits bekannten Formen stellte ich fest, daß meine Blutkörperchen ihre
Eigenschaft verändert hatten, und zwar fanden sich außer α auch β-
Agglutinin und die Blutkörperchen wurden von keinem anderen Serum
mehr agglutiniert. So waren also meine Blutkörperchen von B in O ver-
wandelt. Da ich zwei Monate vor dieser Veränderung an Influenza litt,
so vermute ich, daß die Veränderung auf jene zurückzuführen sei."
Torii fügt hinzu: „Eine derartige Veränderung wurde am Menschen
meines Wissens noch von keiner anderen Stelle berichtet, muß also sehr
selten sein."

Diese Beobachtung eines in der Blutlehre sehr erfahrenen Forschers
beansprucht volle Beachtung, umsomehr als Torii den von Matsubara
erhobenen Vorwurf eines technischen Fehlers energisch zurückwies.

Hingegen scheint dieser Vorwurf den früher genannten Autoren
gegenüber zu Recht zu bestehen. Lattes unterzog neuerlich die Technik
einer genauen Kritik und stellte fest, daß die Verwechslung mit Pseudoagglutination durch Geldrollenbildung unzweifelhaft sei. Daß diese
durch Krankheitserscheinungen verschiedener Art beeinflußbar ist, ist
bekannt. Esposito führte Untersuchungen durch, bei denen jede Möglichkeit einer Auto- und Pseudoagglutination ausgeschlossen war. Er fand
niemals eine Gruppenverschiebung. Vielfache Nachprüfungen der Frage
durch Huck und Peyton, Marcialis, Meyer und Ziskoven u. a.

führten zu demselben Ergebnis, ebenso die Untersuchungen von G. H. Schneider.

Diese sind umso beweisender, als mehrere Autoren (Herzfeld-Schinz u. a.) die Beeinflußbarkeit der Senkungsgeschwindigkeit der roten Blutkörperchen durch Narkose, Röntgenbestrahlung u. a. zeigen konnten. Die Senkungsgeschwindigkeit ist aber mit der Auto-, nicht mit der Isoagglutination verknüpft, wodurch auch Freunds Auffassung über die Verschiebung der Gruppenzugehörigkeit durch Änderung der Senkungsgeschwindigkeit der roten Blutkörperchen den Boden verliert. G. H. Schneider verdanken wir die eindeutige Abgrenzung der Agglutination von der Blutkörperchensenkungsgeschwindigkeit (Höber, Linsenmeier, Fahräus, Rothe): Agglutination und Sedimentierung sind wesensverschiedene Vorgänge; die Agglutination gehört nicht in den Bereich der Erklärungsversuche der Blutkörperchensenkungsgeschwindigkeit.

Schon aus dem Grunde, daß eine Agglutination nur bei der Mischung von Blut zweier Individuen eintreten kann, die Blutkörperchensenkungsgeschwindigkeit jedoch im Blute eines Individuums ohne Zusatz fremden Blutes beobachtet wird, geht hervor, daß beide Erscheinungen nichts miteinander gemein haben.

Auch die Annahme, daß sich die Blutstruktur eines Menschen, der wiederholt Blut von anderen Gruppen durch Transfusion einverleibt erhielt, ändern könne, entbehrt des Beweises. Neben zahlreichen Beobachtungen anderer Autoren, auch unserer eigenen, ist als eindringlicher Fall jener der Klinik Mayo bekannt, der nach ungefähr 70 Bluttransfusionen keine Änderung seines Bluttypus aufwies.

Nach unserem heutigen Wissen müssen wir daher die Unveränderlichkeit der Gruppenzugehörigkeit als Dogma betrachten und die jeweilige Blutgruppe als konstantes individuelles Merkmal des Individuums auffassen, das durch keinerlei physiologische oder pathologische Vorgänge im Laufe des Lebens eine Änderung erfahren kann.

Ein weiterer wichtiger Umstand für die praktische Verwertung der Bluttransfusion, der auch in den eben besprochenen Fragen von Bedeutung ist, ist die Lebensdauer der transfundierten Blutkörperchen. Der Nachweis ihres vollkommenen Erhaltenbleibens würde die Vermutung der möglichen Hämolyse bei gruppenpassenden (aber nicht gruppengleichen) Individuen widerlegen. Ihr Erhaltenbleiben muß aber gefordert werden, wenn das Schema der Gruppenverwertbarkeit zu Recht bestehen und die unabweisbare Forderung erfüllt werden soll, daß die Spendererythrozyten vom Empfängerserum nicht agglutiniert und mithin auch nicht hämolysiert werden dürfen.

Die Untersuchungen nun, die in diesem Sinne angestellt wurden, haben ergeben, daß in einer Reihe von Fällen gleich nach der Transfusion ein Teil der transfundierten Blutkörperchen schnell zugrunde geht, wobei unter Umständen beim Empfänger Unwohlsein, Fieber, Urobilinurie auftreten. Eine Erklärung dafür konnte nicht gefunden werden. Die Menge des transfundierten Blutes ist dabei bedeutungslos (Höst, Olav

Hansen); Defibrinierung (Hansen) oder Zitratzusatz (Höst, Drinker und Brittingham) kann nicht allein angeschuldigt werden.

Namentlich Ashby und Jervell konnten weiterhin zeigen, daß ungefähr um die dritte Woche ein weiterer Teil der Spendererythrozyten zerfällt, was von einer gleichzeitig einsetzenden Blutregeneration des Empfängers begleitet ist. Diese Erscheinung wird der stimulierenden Wirkung der zugrundegehenden Blutkörperchen auf die blutbildenden Zellen zugeschrieben. Es ist nun sehr bemerkenswert, daß dieses Zugrundegehen „in Reprisen" eine regelmäßige Erscheinung darstellt, die Ashby als „periodische Elimination" bezeichnet und die er auf endokrine Prozesse bezieht.

Bei perniziösen oder sekundären Anämien wurde eine durchschnittliche Lebensdauer der transfundierten Blutkörperchen von vier bis sechs Wochen errechnet. Ashby hielt sie sogar für höher als bei den nichtperniziösen Anämien und bei anderen nicht idiopathischen Blutkrankheiten. In einem Falle von Leukämie mit sekundärer Sepsis (hämolytische Streptokokken) gingen in einer Beobachtung Jervells die tansfundierten Erythrozyten im Verlaufe von 24 Stunden zugrunde, bei Transfusion mit unverträglichem Blut nach drei Stunden, 24 Stunden, drei Tagen.

Zur Berechnung dieser Vorgänge erweist sich die Methode von Ashby („Differentialagglutination mit quantitativer Bestimmung der nichtagglutinierten Blutkörperchen") oder von Jervell („direkte Differentialagglutination") geeignet. Die erstere Methode beruht auf dem Nachweis einer vermehrten Anzahl nichtagglutinabler Blutkörperchen im Blute des Empfängers nach Transfusion nichtagglutinabler Blutkörperchen. Hiezu verwendet man Differentialagglutination mit einem Serum, das die Blutkörperchen des Empfängers, nicht aber die des Spenders agglutiniert. Die nichtagglutinierten Erythrozyten geben dann schätzungsweise die Zahl der nichtagglutinierten, d. i. der transfundierten Zellen an.

Wenn man z. B. Blut der Gruppe II mit Serum dèr Gruppe III zusammenbringt, werden die Erythrozyten zum größten Teil agglutiniert. Man findet daher unter dem Mikroskop nur eine geringe Anzahl nichtagglutinierter Zellen. Wenn man nun diesem Menschen eine Bluttransfusion von einem Spender der Gruppe IV verabfolgt und nach der Transfusion von ihm Blut mit III-Serum zusammenbringt, so findet man jetzt unter dem Mikroskop neben den agglutinierten eine große Zahl freier Blutkörperchen. Diese müssen vom Spender stammen. Die Zahl dieser freien Blutzellen kann bei periodischen Untersuchungen festgestellt und so die Lebensdauer der transfundierten IV-Gruppe ermittelt werden.

Die „direkte" Methode von Jervell kann beim Erwachsenen nur nach Transfusion von unverträglichem Blut angewendet werden. Bei Neugeborenen, denen Isoagglutinine in der überwiegenden Mehrzahl fehlen, wird die gleiche Technik der direkten Beobachtung angewendet, nachdem vorher ein Spender ermittelt wurde, dessen Blutkörperchen vom Serum des Kindes nicht agglutiniert werden und die gleichzeitig von denen des Empfängers differenzierbar sind. Es wird dann zuerst mit Blutkörperchen von Gruppe II und III festgestellt, daß das Serum des Kindes keine Agglutinine enthält. Nun wird zur Differentialagglutination ein Serum gewählt, das die Erythrozyten des Spenders agglutiniert, nicht aber die des Kindes. Nach der Bluttransfusion werden dem Kinde Blutproben entnommen, in Natriumzitratlösung aufgeschwemmt und nun im „hängenden Tropfen" mit dem früher gewählten Serum die Agglutinationsprobe angestellt. Das Blut des Kindes, das dem gewählten Serum gegenüber vor der Transfusion nicht agglutinabel war, erscheint jetzt infolge der Mischung mit den agglutinablen Blutkörperchen des Spenders teilweise agglutinabel. Durch wiederholte Proben kann man beobachten, wie die agglutinierten Haufen dauernd weniger werden, bis sie nach einer gewissen Zeit verschwunden sind. Dann sind die transfundierten Erythrozyten zugrundegegangen. Ihre Lebensdauer kann auf diese Weise mit großer Genauigkeit bestimmt werden.

Gehört das Kind z. B. zur Gruppe III und der Spender zur Gruppe II, so wird als Serum zur Differentialagglutination Serum III verwendet, weil dies die Spenderblutkörperchen agglutiniert. Vor der Transfusion tritt mit dem Serum des Kindes keine Agglutination der Blutkörperchen des Spenders auf. Nach der Transfusion tritt im Differentialagglutinationsserum (Testserum des Erwachsenen der Gruppe III) eine teilweise Agglutination ein, weil jetzt das Blut des Kindes Blutkörperchen der Gruppe II enthält. Solange eine solche Agglutination nachweisbar ist, solange haben sich transfundierte Blutkörperchen lebend erhalten.

. Aus der Tatsache der Unveränderlichkeit der Gruppenzugehörigkeit könnte zunächst der Schluß gezogen werden, daß das passende Blut eines Menschen für einen zweiten jederzeit wieder verwendet werden könne. Denn weder der Spender kann spontan eine Gruppenverschiebung durchmachen, noch erwies sich irgendein Einfluß auf den Empfänger (seine eigene Erkrankung, wiederholte Bluttransfusionen usw.) dazu befähigt. So haben denn auch einige namhafte Autoren gegen die Wiederverwendung desselben Spenders keine Bedenken (Oehlecker).

Nun sind aber verhältnismäßig viele Beobachtungen gemacht worden, die eine Schädigung durch wiederholte Transfusion vom selben Spender gesehen haben. Diese Schädigungen (Hämoglobinurie, Temperatursturz, Erbrechen, Urticaria, Atembeklemmungen) werden übereinstimmend als Erscheinungen von Anaphylaxie angesprochen.

Schon die primären Transfusionsschäden werden von einzelnen Forschern im gleichen Sinne gedeutet (Dyke). Sicher ist die toxische Wirkung der körperfremden Eiweißzerfallsstoffe in jedem Falle von heterologer (aber gruppenpassender) Transfusion der Grund, warum diese Erscheinungen nur selten auftreten. Warum sie gerade bei wiederholten Transfusionen vom selben Spender bemerkt werden sollten, ist nicht einzusehen. Oehlecker zeigte, daß sich keine Agglutinine bilden, daß somit ein im gegebenen Falle einmal als passend verwendeter Spender wiederholt herangezogen werden könne. Ebensowenig bilden sich Antihämolysine, sodaß ein Spender, der sich für einen bestimmten Patienten einmal als ungeeignet erwies, auch später für denselben nicht in Betracht kommt.

Wenn es daher die Umstände erlauben, soll von einer zweiten Verwendung desselben Spenders Abstand genommen werden (Guillot-Dehelly, Wederhake u. a.).

Hier sei auch nochmals daran erinnert, daß beim Neugeborenen und in den ersten Lebenswochen zwar die Blutkörperchen schon ihre spezifische Struktur haben (die ja schon im Fötalleben vorhanden ist), daß sich aber die Agglutinine im Serum nur in Ausnahmsfällen finden (Happ-Zeiler, Jones, Mc. Quarrie). Daraus wurde von manchen Autoren die Berechtigung abgeleitet, Neugeborene als Universalempfänger zu betrachten und jeden beliebigen Spender zu verwenden (Cherry und Langrock, Kimpton u. a.). Besonders die Eltern wurden auf jeden Fall für geeignet gehalten.

Dieser Standpunkt ist abzulehnen. Die Transfusion ist auch bei Säuglingen und kleinen Kindern nur nach den Regeln der Gruppenstimmigkeit durchzuführen (Jones, Pemberton, Schneider).

Schließlich muß in diesem Zusammenhang noch einmal betont werden, daß die Bluttransfusion von Blutsverwandten nicht etwa der Vorproben entbehren könne, wie dies Cohn, Lichtwitz, Prentl, Umber u. a. zugeben wollen. Verwandtschaftliche Beziehungen sind für die Tauglichkeit des Blutes ohne jede Bedeutung, wie aus den Untersuchungen über die Vererbung der Gruppen unzweifelhaft hervorgeht. In dem Vorschlag Oehleckers, bei Hämophilie niemals das Blut der Mutter zu verwenden, ist vielleicht die einzige Beziehung enthalten, die Beachtung verdient.

Schrifttum

Ashby W.: Some data on the range of life of transfused blood corpusc. in pers. without idiopath. blood diseases. Med. clin. of North America 1919, III, 783.

Borgolte: Beweis f. d. Weiterfunktionieren d. transfund. Blutes. Dissert. Greifswald, 1897.

Bulger: Blood changes in a case of hemophilia after Transf. (Med. clin. P. Bent Brigham hosp. Boston Mass.) Journ. of laborat. a. clin. med. Bd. 6, Nr. 2.

Butsch and Ashby: The effect of the digst. Per. a. oth. fact. in react. after b. t. Zentralbl. f. Chir. 1921, 41.

Diemer: Weitere Unters.-Ergebn. über willkürl. Beeinfluss. d. Hämagglutinationsgruppen. Mitt. a. d. Grenzgeb. d. Med. u. Chir. 922, Bd. 35.

Eden: Die Bedeutung d. Gruppw. Agglut. f. d. freie Transplant. usw. Deutsche med. Wochenschr. 1922, S. 85.

Huck and Peyton: Study of isoagglut. before a. after ether anesthesia. Journ. of the Americ. med. assoc. 1923, 80.

Hunter: Duration of life of red corpusc. as ascertable by transf. Proc. roy. soc. Edinburgh 1884.

Jaller: Senkungsgeschw. d. rot. Blutkörp. bei Röntgenbestrahlung in vitro. Dtsch. med. Wochenschr. 1924, S. 1080.

Lacey: Disturbance of isohemagglut. in blood of three fat. cases of bacter. Atlantic med. journ. 1923, 26, 613.

Lynch: Factors affecting blood grouping and transf. Texas State med. journ. 1923, 19, 298.

Marcialis: Immodificabilita dei gruppi sanguigni. Rinascenza medica, 1924, 1, 8.

Meyer u. Ziskoven: Über die Konstanz der agglutinator. Bluttypen d. Menschen u. d. prakt. Bedeutung d. Bluttypenbestimmung. Med. Klinik, 1923, 19, 91.

Mino: Ricerche sulla modificabilita dei gruppi sanguini. Rif. med. 1923, S. 386.

Müller u. Jervell: Die Lebensdauer d. transfund. Blutkörperchen. Norsk. magaz. f. laegevid. 1921, 82.

Opitz: Klin. u. experim. Beweise f. d. Lebensfähigkeit transf. körperfremder Erythrocyt. Klin. Wochenschr., 1923, S. 2218.

Schenk: Über die Vermehrung d. Hämagglutin. i. Wochenbett. Münch. med. Wochenschr. 1905, S. 1623.

Schultz: Bleibt artgleiches Blut b. d. Transfusion erhalten? D. Arch. f. klin. Med., 1905, 84, 552.

Vorschütz: Zur Frage der gruppenweisen Hämagglutin. u. über d. Veränderungen usw. Zeitschr. f. klin. Med. 1922, S. 459.

Weart, Warrens, Ames: Arch. of intern. med. 1922, 29.

Die praktische Verwertung der Blutgruppen

Die Bluttransfusion wird vielfach als Typus einer homoioplastischen Gewebstransplantation bezeichnet. Die früher erwähnten Untersuchungen über die Lebensdauer transfundierter Blutkörperchen (Jervell, Ashby, Haecker, Grawitz) geben uns das Recht, von einer Funktionsübernahme der Spenderblutkörperchen im Empfängerorganismus, mithin von einer Art Einheilung zu sprechen. Dieser Erfolg ist an die Gruppengleichheit oder Gruppenstimmigkeit nach dem Moßschen Schema geknüpft.

Prüft man die Erfolge anderer homoioplastischer Transplantationen, z. B. die mit Thiersch-Läppchen, so stehen ausgezeichnete Erfolge völligen Versagern gegenüber. Es lag nahe, anzunehmen, ob nicht auch hier die Gruppenzugehörigkeit von Spender und Empfänger ausschlaggebend sein könnte (Loeb, Schöne, Davis, Ingebrigtsen., Masson, Kubanyi).

Deucher und Ochsner vermerken in einer Arbeit (1925) über dieses Thema die bisherigen Versuche und deren Ergebnis. Es ist sehr bemerkenswert, daß durch eine Reihe von Forschern der Beweis erbracht scheint, daß die Beachtung der Blutgruppen für den Erfolg der Homoioplastik entscheidend ist. Die erste derartige Mitteilung stammt von Ingebrigtsen Ragnwald (1922), weitere von Elschnig und Ascher. Schowan prüfte systematisch die Verwertbarkeit verschiedener Transplantate und konnte nachweisen, daß hiebei genau wie bei der Übertragung von Blut Gruppe IV ein Universalspender, Gruppe I ein

Universalempfänger ist. Patienten der Gruppe II und III ließen Transplantate von Spendern der Gruppe IV oder ihrer eigenen Gruppe zur Anheilung kommen.

Zu gleichen Feststellungen kamen Baldwin (Isoplastik nach Reverdin), Hugh, Pember, Jelanski. Mit allen Proben und Gegenproben führte Dyke solche Versuche durch, um zur selben Überzeugung zu kommen, die sich auch Deucher und Ochsner an der Hand eigener Beobachtungen zu eigen machen. Die beiden Autoren konnten außerdem bei einem ihrer Fälle feststellen, daß das Homoiotransplantat von einem jungen, blutsverwandten, typengleichen Spender gelang, während das offenbar in seiner Vitalität durch Zirkulationsstörungen herabgesetzte Autotransplantat (50jähriger Mann) zugrundeging.

Es soll nicht verschwiegen werden, daß Eden, der Gruppenverschiebungen zu finden glaubte, auch unter Beachtung der Blutgruppen bei Transplantationen Mißerfolge mitteilt. Ein Urteil kann wohl erst gefällt werden, wenn überall dieselbe Methodik der Gruppenbestimmung eingehalten wird.

Eine weitere, schon in einigem Umfang verläßliche Verwertung der Blutgruppen ergibt sich auf dem Gebiete der Kriminalistik. Unter der Annahme der Richtigkeit, daß sich die Blutgruppen nach dem Mendelschen Gesetz vererben, besteht folgende Überlegung zu Recht: Wenn beide Eltern der Gruppe O angehören, gehören auch alle Kinder dieser Gruppe an. Gehört einer der Eltern zu a oder b (s. Tabelle von v. Dungern), so kann man beide Gruppen bei den Kindern finden, sie können jedoch auch fehlen. Findet sich bei den Eltern die Gruppe a und b, so kann sie in ihrer Summe weitervererbt sein, sie kann aufgespalten sein in Kinder mit a und Kinder mit b, oder sie kann gänzlich fehlen. Diese Ergebnisse wurden an Familien der Heidelberger Professoren von Hirschfeld und v. Dungern eindeutig erhoben. Dabei konnten nun niemals Kinder, deren Eltern keine Blutstruktur (o) enthalten, eine solche Gruppe aufweisen. In Vaterschaftsfragen können diese Feststellungen von Bedeutung sein, indem wenigstens der Ausschluß der Vaterschaft bewiesen werden kann. Moritsch aus unserer Klinik führt folgendes Beispiel an: Die Mutter entspräche der Blutgruppe IV, ihre Blutkörperchen enthielten keine gruppenspezifische Struktur. Das Kind entspräche der Gruppe II mit der Blutkörperchenstruktur a. Hier müßte der fragliche Vater ausgeschlossen werden, falls er der Gruppe IV (ohne Struktur) oder der Gruppe III (Struktur b) angehörte.

Bei der großen Bedeutung, die Blutspuren für die Aufklärung von Verbrechen haben, war es wichtig, festzustellen, ob sich auch im eingetrockneten Blut die Bestimmung der Blutgruppen durchführen läßt (Biffi, Landsteiner-Richter, Baecchi, Bohne, Florence, Verdier, Klein, Kolmer, Kirihara, Hektoen, Siracusa u. a.). Die Untersuchungen von Nakata im Wiener serotherapeutischen Institut haben es neuerdings eindeutig ergeben. Hoche und Moritsch konnten die Agglutinabilität von noch nicht gänzlich eingetrocknetem Blut makroskopisch bis zu acht Tagen nachweisen.

Mit diesen Nachweisen kann natürlich das Blut nicht als einer bestimmten Person zugehörig bezeichnet werden, jedoch kann man das fragliche Individuum gegebenenfalls mit Sicherheit ausschließen. Ausführlich werden diese Fragen in der großen Monographie von Lattes und Schiff besprochen, wobei sämtliche juridischen Möglichkeiten erörtert werden. In bestimmten Fällen läßt sich nahezu mit Sicherheit ausschließen, daß das Kind von der vermeintlichen Mutter stammt; in einigen kann die Vaterschaft verneint werden. Auch im Hinblick auf das „eheliche" und auf das „uneheliche" Kind, weiters auf die Geltendmachung der exceptio plurium kann die Bestimmung der Blutgruppen wertvoll sein. Lattes erwähnt einen instruktiven Fall der Praxis: Blutflecke an der Kleidung eines Mannes, welcher des Mordes verdächtig war, sollten angeblich vom Nasenbluten herrühren. Der Betreffende war unschuldig, wie sich später herausstellte. Seine Angaben über das Nasenbluten erfuhren dadurch eine Stütze, daß sein Blut und die Blutflecke zur gleichen, das Blut des Ermordeten zu einer anderen Gruppe gehörten.

Auch das Signalement eines Verbrechers kann infolge der Konstanz der Blutgruppen durch die Bestimmung dieser noch schärfer verfaßt werden.

Von hohem theoretischen Interesse und bald wohl auch von praktischer Bedeutung scheinen jene Erkenntnisse zu sein, die in der letzten Zeit über Krankheitsdisposition und Gruppenzugehörigkeit erworben wurden.

Die Annahme einer Gruppenverschiebung durch fieberhafte Erkrankungen, Narkose u. a. wie sie Eden, Diemer u. a. zu finden glaubten, knüpft an die erste Vorstellung an, die durch die Feststellung der Isoantikörper wachgerufen wurde. Aber mit Landsteiners grundlegender Entdeckung von der physiologischen Existenz der Isoantikörper schien deren Beziehung zur Pathologie hinfällig.

Nun haben die Untersuchungen von v. Dungern und Hirszfeld, die „konstitutionelle Bedingtheit der isoagglutinablen Substanzen" erwiesen und in weiteren Studien mit Brokmann über Diphtherie bedeutungsvolle Zusammenhänge ermittelt. Sie konnten zeigen, daß die Gruppenzugehörigkeit des Individuums von der größten Bedeutung für seinen Immunitätszustand sein kann, und zwar indirekt, indem „die Fähigkeit, normale Diphterieantitoxine zu produzieren, an die Vererbung der Gruppe gekoppelt ist". Damit schien die konstitutionelle Bedingtheit der Fähigkeit Immun-Antikörper zu bilden angedeutet. Diese Fähigkeit wird gemeinsam mit den gruppenspezifischen Strukturen vererbt.

Erwiesen erscheint sie zur Zeit für Iso-Antikörper, Diphtherie-Antitoxine und idiosynkratische Antikörper (Cooke, Van der Veer, Küster, Prausnitz).

Für die Diphtherieempfindlichkeit wurde von H. u. L. Hirszfeld und H. Brokmann folgendes erhoben: Die Schicksche Probe besteht bekanntlich darin, daß man Kindern Diphtherietoxin in kleinsten Mengen intrakutan injiziert. Tritt eine deutliche Reaktion an der Impfstelle ein, so spricht dies für die Diphtherieempfindlichkeit des Kindes; es wird als Schick positiv bezeichnet.

Wenn nun die Eltern verschiedenen Blutgruppen angehören, wobei ein Elter Schick-positiv, der andere Schick-negativ ist, so sind „Kinder mit der Gruppe des positiven Elters positiv, die mit der Gruppe des negativen Elters meistens negativ, seltener·auch positiv". Die genotypische Bedingtheit der normalen Diphtherieantitoxine, d. h. die gruppengleiche Bedingtheit ist durch die Tatsache der Korrelation mit den isoagglutinablen Substanzen mit Sicherheit erwiesen (Hirszfeld).

Die praktische Bedeutung erhellt nun daraus, daß empfindliche Kinder Schick-positiver Eltern schlechte Antitoxinbildner zu sein scheinen, während sich empfindliche Kinder Schick-negativer Eltern leicht immunisieren lassen.

„Die Untersuchung der konstitutionellen Disposition der Eltern im Zusammenhang mit der Blutgruppe würde es eventuell ermöglichen, uns über die Prognose der Erkrankung zu orientieren, und daher gleich den Ausgang des Kampfes anzeigen."

Hoche und Moritsch geben folgendes Beispiel: Der Vater, Blutgruppe II, ist Schick-positiv, die Mutter, Blutgruppe III, ist Schick-negativ; eine Tochter, Blutgruppe II, ist Schick-positiv, ein Sohn, Blutgruppe III, ist Schick-positiv. Der Sohn, welcher der Gruppe der Schick-negativen Mutter entspricht, befindet sich im Stadium „latenter Immunität". Bei ihm wird die Schutzimpfung von Erfolg sein. Bei der Tochter, welche der Gruppe II des Schick-positiven Vaters entspricht, erscheint eine Schutzimpfung zwecklos.

In kritischer Verfolgung der reichen Probleme, die sich hier ergeben, wirft Hirszfeld die Frage auf, ob die verschiedenen normalen Antikörper nur der Ausdruck einer genetisch einheitlich zu denkenden Reaktionsfähigkeit (bzw. -Unfähigkeit) des Organismus sind, oder ob sie bestimmte, von einzelnen Genen ausgehende, also relativ unabhängige und vererbbare Serumstrukturen bzw. Zellfunktionen darstellen. Wenn manche Krankheitsanlagen gemeinsam mit den isoagglutinablen Substanzen vererbt werden, so scheint sich daraus der Selektionswert der Gruppenzugehörigkeit ablesen zu lassen. Damit ist ein neuer tiefer Einblick in viele Fragen der spezifischen Empfindlichkeit mancher Rassen oder einzelner Bevölkerungen gegeben. Die Tragweite solcher Erkenntnisse für das Problem der individuellen Krankheitsdisposition und für zahlreichere andere Fragen der Pathologie aber auch der Anthropologie und Ethnologie kommt darin zum Ausdruck. Wenn sich die Ergebnisse der Forschung für Diphtherie zunächst auch für die Dysentherie (Brokmannsche Reaktion) und für den Scharlach (Dicksche Reaktion) erweisen lassen, dann ist der Weg zur Erfassung des Zusammenhanges der Disposition mit anthropologischen Merkmalen betreten und die Frage einer Rassengewöhnung an Krankheitserreger der Beantwortung näher gebracht.

Wir haben an der Klinik zahlreiche Untersuchungen angestellt, ob gewisse Erkrankungen bei einzelnen Blutgruppen besonders häufig vorkommen. Zunächst glaubten wir, daß sich die perniziöse Anämie häufiger bei Individuen der Gruppe II findet. Weitere Befunde zeigten uns, daß dies nur eine Zufallsbeobachtung war. Auch beim Karzinom glaubten wir, eine besondere Häufigkeit der Gruppe IV feststellen zu können. Auch dies müssen wir heute ablehnen. Wohl aber glauben Hoche und Moritsch aus vielfachen, noch nicht veröffentlichten Versuchen an Karzinomkranken und ihren Familien einen Zusammenhang der Erbregel der Gruppenzugehörigkeit und der Karzinombereitschaft ablesen zu können.

Bei all diesen Untersuchungen dürfen wir nicht übersehen, daß wir erst am Anfang völlig neuer Erhebungen stehen, daß also viele Irrwege gegangen werden dürften, ehe verläßlich fester Boden gewonnen wird. Die Ergebnisse von Hirszfeld gewähren weiteste Ausblicke. Aber auch das heute schon praktisch Verwertbare bedeutet einen wesentlichen Fortschritt in wichtigen Erkenntnissen. In der Frage der Verwertbarkeit der Blutgruppen ist das Programm für reichste Arbeit enthalten.

Schrifttum

Ascher: Graefes Arch. f. Opthhalm. 1917, Bd. 99.
Baecchi: Über die Untersuch. mütterlich. u. fötalen Blutes auf gerichtsärztlich. Gebiete. Münch. med. Wochenschr. 1914, Nr. 28.
Baldwin: Med. record. Bd. 28, 686.
Brokmann: Polnisch. biol. Gesell., 1922, 19, II.
Deucher und Ochsner: Arch. f. klin. Chirurg., 1924, Bd. 132.
Dyke: Lancet 1922, Bd. 202.
Davis: Some of the problems of plastic surgery. Ann. of surgery, 1917, 88, 66.
v. Dungern: Über Nachweis und Vererbung biochemisch. Strukturen u. ihre forensische Bedeutung. Münch. med. Wochenschr. 1910, S. 293.
Duvoir: La problème de la Paternité. La Médicine Avril 1924.
Galli-Valerio: Die Agglutin. d. roten Blutkörp. durch homo- und heterologe Sera und ihre Verwendung in der gerichtlichen Medizin. Allg. med. Zentral-Zeitung, 1905, Nr. 3.
Ingebrigtsen R.: Die Bedeutung d. Isoagglutinine für die Schicksale homoplastisch transplantierter Arterien. Münch. med. Wochenschr. 1912, S. 1475.
Iwanitzki-Wassilenko: Die Isohämagglutin. u. ihre Bedeutung f. d. theor. u. prakt. Medizin. (Russisch) 1923, zit. n. Lattes.
Hirszfeld: Klin. Wochenschr. 1924, Nr. 46.
— und Brokmann: Klin. Wochenschr. 1924, Nr. 26 u. 29.
Jelanski: Ref. in Zentral. O. f. Chir., 1923, Bd. 22.
Jervell: Über die forensische Bedeutung d. Isoagglutination d. rot. Blutkörperchen beim Menschen. Deutsche Zeitschr. f. gerichtl. Med. 1923, 3, 42.
Kalmer: Der Einfluß d. Trocknens auf natürliche Hämolysine u. -agglutin. im menschl. Serum. Bericht über d. ges. Phys., Bd. 4.
Kubanyi: Hauttransplantationsversuche auf Grundlage der Isoagglutination. Arch. f. klin. Chir., 1924, Bd. 129, 644.
Landsteiner und Richter: Über die Verwendbarkeit individ. Blutdifferenz. f. Medizinalbeamte, 1903, 16, 85.

Lattes: La dimostrat. biol. della paternita. Rif. med. 1923, pag. 169.
Leers: Die forensische Blutuntersuchung. Berlin, J. Springer, 1910, S. 98.
Leo: On differenc. in the result. of various kind of syngenesioplast. transplant. in depend. etc. Journ. of med. res., Nr. 2, Vol. 41.
Moritsch: Die Bedeutung der Blutgruppen des Menschen f. d. Kriminalistik. Arch. f. Kriminal. u. Kriminalistik, Bd. 77, H. 2.
Nippe: Über d. gerichtsärztliche Bedeutung neuer Method. f. d. Untersuch. mütterl. u. fötal. Blutes. Ärztl. Sachverständ.-Zeitg., 1913, Nr. 1.
Nürnberger: Zentralbl. f. Gyn., 1925, Nr. 26.
Pember: Journ. Jova State med. assoc. 1920, S. 181.
Schiff: Wie häufig läßt sich die Blutgruppendiagnose in Paternitätsfragen heranziehen? Ärztl. Sachverst.-Zeitg., 1924, Nr. 24.
Schiff u. Abelsberger: Die Blutgruppendiagnose als forensische Methode. ibid., 1924, S. 101.
Shawan: The principle of Bloodgrouping applied to skin graft. Americ. journ. of the med. sciences, 1919, 157, 503.
Straßmann: Die Bedeutung der Blutgruppenbestimmung f. d. gerichtl. Med. Klin. Wochenschr., 1924, Nr. 48.

Gefahren der Bluttransfusion

Todesfälle

Die bisherigen Bemerkungen mögen das Problematische mancher Fragen, die letzten Endes für die praktische Verwertung der Bluttransfusion von größter Tragweite sind, zur Genüge gezeigt haben. Der wesentlichste Punkt wird immer darin gesehen werden, welche Gefahren der Bluttransfusion auch heute noch anhaften und welche Mittel uns zu deren Vermeidung zur Verfügung stehen.

Es steht außer Zweifel, daß ein großer Teil der üblen Zufälle, die namentlich zur Zeit der ersten Propagation der Bluttransfusion häufig waren, weder der theoretischen Begründung noch der Methodik der Transfusion zur Last fallen, sondern vielmehr der sinnlosen Anwendung und einer von erprobten Verfahren abweichenden oder an sich mangelhaften Technik. Die Tausende von Bluttransfusionen, die zum Heil der Patienten im Laufe der letzten Jahre ausgeführt wurden, können durch solche vermeidbare Umstände nicht diskreditiert werden. Aber es ist für eine junge therapeutische Maßnahme wichtig, daß sie weder als spielerische Nichtigkeit noch als gefährliche Modesache angesehen werden kann. Darum soll das Wesentliche über die Gefahrenmomente kurz erörtert werden, sofern es nicht schon aus dem praktischen Teil genügend ersichtlich ist.

Da wir an der Klinik ausschließlich das Verfahren von Oehlecker oder von Percy anwenden und nur diese beiden Methoden empfehlen, sei auf andere nur mit wenigen Worten nochmals hingewiesen. Die Schädigung der roten Blutkörperchen durch die Defibrinierung des Blutes (Freund, Großmann, Schweitzer, Zeller u. a.) sind bekannt. Daß trotzdem die Verwendung defibrinierten Blutes unter Um-

ständen als einzige Möglichkeit in Betracht gezogen werden kann und
wiederholt mit bestem Erfolg geübt wurde, braucht nicht betont zu
werden. Der Kampf um den Beweis der Schädigungen des Blutes durch
den Zusatz von Natrium citricum ist noch nicht zu Ende. Die vielfältigen
störungslosen Transfusionen mit Zitratblut (Mayo-Klinik, viele französischen Autoren) haben die Gegenstimmen nicht zum Schweigen gebracht
(Bernheim, Brem, Brines, Lederer, Weil u. a.), die im Natriumzitrat ein körperfremdes Element sehen, das dem Blut und den Geweben
Kalziumionen entzieht und die Blutkörperchen und Blutplättchen
schädigt (Drinker). Ob auch das opsonische und phagozytäre Ver-
mögen des Serums durch das Natriumzitrat geschwächt wird, wird von
anderer Seite bestritten. Dagegen wird der Einwand, daß beobachtete
Schäden auf das Blut als solches, nicht aber auf das Zitrat bezogen werden
müssen, durch die Untersuchungen von Mino-Garlasco widerlegt, die
solche Schäden nach Autotransfusionen von Zitratblut beschrieben
haben.

Die Gefahren, auf die hier besonders hingewiesen werden soll, beziehen sich nur auf jene Transfusionen, die vollkommen lege artis auf
Grund der serologischen Vorprüfungen ausgeführt wurden. Solche Fälle
sind zur Genüge bekannt und namentlich von Oehlecker untersucht
worden. Aber in vielen von ihnen sind mancherlei Fehlerquellen nicht
mit Sicherheit auszuschließen, weshalb sie hier nicht in Betracht kommen.
Kraft teilt 1925 aus der Klinik v. Haberer einen sehr überzeugenden
Fall mit: Ein 20jähriger Mann wird in ausgeblutetem Zustand (Magen-
geschwür) an die Klinik gebracht. Der schlecht genährte, schwächlich
gebaute Mann zeigt eine leichte ikterische Verfärbung der Haut. Gleich
nach der Einlieferung werden dem Patienten 500 cm^3 physiologischer
Kochsalzlösung infundiert und eine Gelatine-Kalziumlösung gegeben.
Am nächsten Morgen wird eine Bluttransfusion nach Oehlecker ausgeführt. Der Patient erweist sich als zur Gruppe II gehörig, der Spender
zur Gruppe IV. Die Untersuchungen werden mit Hämotest von zwei
verschiedenen Ärzten unter der Kontrolle anderer Ärzte angestellt.
Gemäß der Oehleckerschen Methode werden zunächst 20 cm^3 Blut
übergeführt und zugewartet. Rasch stellte sich bei dem Patienten Unruhe
und vertiefte Atmung ein, um bald wieder zu verschwinden. Die Transfusion wird fortgesetzt und 750 cm^3 Blut übergeleitet. Nach Beendigung
der Transfusion zeigte der Patient keinerlei günstige Beeinflussung.
Vielmehr bot er eine blaß-zyanotische Verfärbung der Haut und wurde
apathisch. Zwei Stunden später Schüttelfrost, Ansteigen der Temperatur
auf 40 Grad. Bewußtseinstrübung, kaum tastbarer Puls, Brechreiz.
Dieser äußerst bedrohliche Zustand dauerte bis zum nächsten Tag unter
Zunahme der ikterischen Verfärbung. Durch zwei Tage anhaltende
starke Hämoglobinurie. Dann allmähliche Besserung der Symptome.

Dieser Fall scheint mir deshalb besonders erwähnenswert, weil hier
alle Bedingungen der Kontrolle, namentlich der bekannte Wert des Serums
gegeben sind. Außerdem aber entfällt jeder Einwand über eine Beeinflussung der Blutstruktur durch die Kochsalzinfusion (Pemberton) oder

durch die Gelatine-Kalziumlösung am Vortage, da die Gruppe des Empfängers sowohl bei der Einlieferung als am nächsten Tag unmittelbar vor der Transfusion bestimmt worden war und die gleiche Reaktion abgelesen werden konnte.

Die Beobachtung stellt somit einen „reinen" Fall dar. Aber er hat doch ein besonderes Gepräge, auf das schon früher hingewiesen wurde. Der ikterische Patient läßt eine Resistenzverminderung der Erythrozyten und damit eine Änderung der Agglutinationsbedingungen annehmen. Da eine Hämolyse ohne vorausgegangene Agglutination nicht glaubwürdig ist, muß dem neuerdings von Küttner betonten Verhalten von Spender- und Empfängerblut die größte Aufmerksamkeit geschenkt werden. Die Wirkung des Spenderserums kann in einem solchen Falle trotz der Verdünnung auf die resistenzverminderten Erythrozyten des Empfängers eine merklich schädigende sein. Es darf ja nicht übersehen werden, daß die Mengenverhältnisse im ausgebluteten Individuum von denen im normalen errechneten um ein beträchtliches abweichen und daß aus denselben Gründen der Grad der Verdünnung des Spenderserums geringer ist. Die oft ausgesprochene Vermutung, daß es bei gruppenstimmigem (aber nicht gruppengleichem) Blut jedesmal zu einer Hämolyse kommen müsse, die aber infolge der Kleinheit ihres Ausmaßes klinisch garnicht in Erscheinung tritt, würde dadurch erwiesen, daß diese unter besonderen Umständen (Resistenzverminderung der Empfängererythrozyten, bedeutende Verminderung der absoluten Blutmenge des Empfängers) bemerkbar wird.

Aber eine Reihe anderer Beobachtungen, vornehmlich jene von Oehlecker, zeigen dieselben Erscheinungen bei fehlenden Möglichkeiten der Erklärung. Hier kann nur die Annahme einer „individuellen Unverträglichkeit" ein Verständnis anbahnen. Und dieses letzte Dunkel in den wichtigsten praktischen Fragen der Bluttransfusion zeigt den Wert der „biologischen Vorprobe" Oehleckers im hellsten Licht (Hempel, Bompiani, Breitner, Fisk, Küttner, Jeanbreau, Radvin und Glenn u. a.).

Wenn man die Gefahren, die bei der Bluttransfusion bedacht werden müssen[1]), in ihrem Wesen erfassen will, so kann gesagt werden: Die gefahrlose Einbringung fremden Blutes hängt von dem Fehlen von Isoagglutininen und Isolysinen ab. Die Wirkung der ersteren wurde als Thrombosenbildung in den Kapillaren und als Embolie aufgefaßt. Daß solche Thrombosen tatsächlich zustandekommen, hat Kusama experimentell erwiesen. Aber eine Reihe von Nebenumständen ließ ihn nicht diesen, sondern vielmehr toxischen Einflüssen die größere Bedeutung in der schädlichen Wirkung zusprechen.

Diese scheint durch die Hämolysine dadurch hervorgebracht zu werden, daß bei der Zerstörung der roten Blutkörperchen toxische

---

[1]) Ikterus nach B. T. wurde bei Säuglingen bisher zweimal beobachtet (Opitz, Bayer). Besonders die Beschreibung der Symptome durch Bayer ist für das Verständnis der möglichen Auswirkung von Transfusionen bemerkenswert.

Produkte gebildet werden, die übrigens wahrscheinlich auch bei der bloßen Agglutination angenommen werden müssen. Lattes betont, daß die relative Unschädlichkeit der Auflösung der eigenen roten Blutkörperchen verständlich sei, da sich der Körper gegen die Zerstörungsprodukte eigener Eiweißstoffe besser zu schützen weiß als gegen körper- oder blutfremde Eiweißzerfallsprodukte. Damit ist die wichtige Frage des Verhaltens von Spender- und Empfängerblut befriedigend gelöst, wie dies Ottenberg und Kaliski schon erklärt hatten.

Giraud und Jeanbreau sehen die einzige Quelle der üblen Zufälle bei Bluttransfusionen in der Vergiftung durch das artfremde Eiweiß (Döderlein), das durch die Hämolyse der Spendererythrozyten im Empfänger wirksam wird. Die Annahme dieser Form der Intoxikation ist derzeit am meisten ansprechend. Sie wird zur Gewißheit, wenn ein größeres sicheres Material den Beweis erbringen wird, daß es sich in allen beobachteten Fällen von Transfusionsschäden bei Gruppenstimmigkeit wohl um passende aber nicht gleiche Gruppen handelte.

Es muß gesagt werden, daß auch die Beurteilung der biologischen Probe eine nicht immer leichte ist, ja daß vielleicht selbst dabei noch keine völlige Sicherheit gegeben ist.

Heim beschreibt einen Fall von Bluttransfusion nach Oehlecker ohne Auswertung von Spender und Empfänger. Das Blut wird der 33jährigen ausgebluteten Patientin (Metrorrhagien) von dem jungen gesunden Schwager gespendet. Die biologische Vorprobe wird zwar nicht genau beschrieben, jedoch wird später erwähnt, daß sie als Indikator für die Tunlichkeit der Transfusion angesehen wurde. Zwischen 200 und 300 cm^3 klagt der Patient über Hitzegefühl, Puls und Atmung bleiben unverändert. Nach 250 cm^3 wird die Transfusion abgebrochen. Nach einer Stunde Schüttelfrost der Patientin, nach weiteren vier Stunden Kollaps. 13 Stunden nach der Transfusion exitus letalis.

Das Bild der Hämolyse (Schüttelfrost, Dyspnoe, Coma, fliegender Puls usw.) wird durch den enormen Reizzustand des Knochenmarkes, der im Blutbild einwandfrei zum Ausdruck kam, ergänzt. Es scheint nach der Mitteilung von Heim allerdings fraglich, ob die biologische Vorprobe genau nach den Vorschriften von Oehlecker durchgeführt wurde. Ein Fall von vorübergehender Schädigung, den wir selbst beobachteten und mitteilten[1]), beweist zwar die Wichtigkeit der biologischen Probe, aber nicht minder jene der Gruppenbestimmung: Wegen aplastischer Anämie sollte eine Bluttransfusion ausgeführt werden. Die Vorproben hatten die einzige verfügbare Spenderin (Hypertonikerin) als nicht geeignet gezeigt. Die biologische Probe bestätigte dies in unerwünschtem Ausmaß, da bei der Empfängerin Schüttelfrost, Üblichkeit, Temperaturanstieg auftraten, die erst nach 12 Stunden abgeklungen waren. Solche heftige Erscheinungen wurden bei dem bekannt niederen Agglutinationstiter der Hypertonikerin nicht erwartet. Die biologische Probe wurde hier als entscheidend angenommen, da die Transfusion dringlich schien und ein

---

[1]) Wien. klin. Wochenschr., 1924, Nr. 19.

anderer Spender nicht zu erhalten war. Die unwiderlegten Beobachtungen, daß trotz (im Sinne der Vorproben) ungeeigneten Blutes nach der Transfusion nicht die geringsten Schädigungen auftraten (Oehlecker, Schmidt, Müller) und umgekehrt (de Jongh, Hélouin, Langer, Linser) lassen ja unter besonderen Umständen die biologische Probe als einzige Ermittlerin gerechtfertigt erscheinen. Bei dem zweiten, von Heim berichteten Todesfall wurde die Bluttransfusion auf Grund der negativen Agglutinationsprobe nach Nürnberger vorgenommen. Die tötliche Wirkung der Transfusion steht auch hier außer Zweifel (Anaphylaxie?).

Es sind aber auch Todesfälle vorgekommen, die nicht der Hämolyse zur Last gelegt werden können, sondern die tatsächlich unter dem Bilde des anaphylaktischen Shocks[1]) einhergingen. Ein sicherer solcher Fall ist von Carrington, Lumford und Lee beschrieben.

Paul Schneider hat sehr verdienstvoll die bisher mitgeteilten Todesfälle nach Bluttransfusion zusammengestellt. Unter 16 Fällen (Behne und Lieber, Carrington, Clairmont, Haebler, Heim, Hirsch, Jervell, Köhler, Pauchet, Pribram) findet sich kein einziger, bei dem Gruppengleichheit zwischen Empfänger und Spender bestand. Entweder wurde auf Agglutination überhaupt nicht geprüft, oder die Probe wurde falsch beurteilt. Oder es wurde die Methode nach Nürnberger oder die sog. „große gegenseitige Agglutinationsprüfung" ausgeführt. Fast in allen Fällen wird Hämolyse als Todesursache angenommen (siehe auch Fall von Goebel und Fall von Rietschel im Jahrbuch für Kinderheilkunde 1924, Bd. 107). Im übrigen sind alle bekannt gewordenen Todesfälle (Bernheim, Böttner, Crile, Copher, Dunn, Eberle, Herrmann, Hunt, Hopkins, König, Ishikawa, Kuczinski, Pendl, Pemberton, Ottenberg-Kaliski, Ravdin und Glenn, Scholten, Stillmann) auf erwiesener „Unverträglichkeit" der Blutarten zustandegekommen.

Unter richtiger Ausführung und Beurteilung der Vorproben, letzten Endes unter Berücksichtigung der genau ausgeführten „biologischen Vorprobe" kann von einem nennenswerten Gefahrenmoment bei der Bluttransfusion heute nicht mehr gesprochen werden.

Schrifttum

Astrowe Ph. S.: Hemolys. following transf. Journ. of the Americ. med. assoc. 79/1.

Bayliss: Is hemolyzed blood toxic? Brit. journ. of exper. path. 1920, Bd. 1.

Behne: Zentralbl. f. Gynäkol. 1921, Nr. 2.

— und Lieber: Die durch Isoagglut. u. Isolysine bedingten Gefahren d. Menschenblut. T. u. d. Möglichkeit ihrer Vermeidung. Mit. a. d. Grenzgb. d. Med. u. Chir., 1921, Bd. 33.

---

[1]) Böttner widerrät die Wiederholung der Bluttransfusion bei der perniziösen Anämie im anaphylaktischen Stadium. (Dtsch. med. Wochenschr. 1924, Nr. 19.)

Beraud: Les accidents de la transf. du sang. Soc. de méd. mil. franç., 1923, 21, 6.

Breitner: Wien. klin. Wochenschr., 1924, 19.

Carrington a. Lee: Fatal anaphylaxis following blood transf. Ann. of surg. 1923, 78, 1.

Clough P. W. a. Clough M. C.: A study of the react. foll. the transf. of blood. South med. journ., Bd. 14, Nr. 2.

Coca: Die Ursache des plötzlichen Todes bei intraven. Injekt. artfremder Blutkörper. Virch. Arch. f. path. Anat. u. Phys., 1909, 196, 92.

Clairmont: Zentralbl. f. Chir., 1924, S. 1291.

Drinker a. Brittingham: The cause of the react. foll. transf. of citrated blood. Arch. of intern. med. 1919, 23, 133.

Esch: Ein Beitrag zu den Gefahren d. Bluttransfusion in der Geburtshilfe. Zentralbl. f. Gyn., 1920, Nr. 13.

Freund: Studien über d. Fieber d. Blutzerfall nach Transfusion. Deutsches Arch. f. klin. Med., Bd. 105, H. 1/2.

Goldenberg: Tubing as a cause of react. to intraven. inject. Journ. of the Americ. med. assoc., 1920, 18.

Haebler: Zentralbl. f. Chirurgie, 1924, S. 1292.

Hartmann: Transf. React. a. citrat, within the needle. Journ. of the Americ. med. assoc., Bd. 78, Nr. 1.

Hegler: Herpes nach Bluttransfusion. Klin. Wochenschr., 1923, S. WQZ 327.

Herrmann: Hämorrhag. Diathese nach Bluttransfusion. Med. Klinik, 1923, 19, 722.

Hirsch: Zentralbl. f. Chir., 1924, S. 1064.

Hopkins: Phagocytos. of red blood cells after transf. Arch. of intern. med. 1910, 6, 240.

Hunt: React. following the bloodtransf. Papers of Mayos clinic., 1918, 10, 552.

Jantzen: Der intravitale Verlauf der Hämolyse zugleich ein Beitrag zur Bluttransfusion und zur Entstehung d. Tr.-Schoks. Klin. Wochenschr. 1923, 2, 129.

Jeanbreau and Giraud: Accid. d. l. transf. et moyen d. les eviter. Journ. med. franç., 1919, 5.

Jervell: Norsk Magaz. f. Laegevidenskoben, Bd. 83, Nr. 4.

Ishikawa: Todesfall nach Bluttransfusion. Jikken-Iho, Ig. 6, Nr. 63.

Kahn and Ottenberg: Toxicity in Isohemagglut., Journ. of exper. med., 1911, 13, 536.

Keynes: Blood transf., Incompatibility or anaphyl. Lancet, 1922, 202, 664.

Klinger: Ist die Transfusion artgleichen Blutes gefährlich? Münch. med. Wochenschr. 1918, Nr. 65, S. 615.

Kiyoda: Über die path. Organveränderungen bei der Injekt. von artfremdem Blut. Transact. of the Japan. path. soc. Bd. 12.

Köhler: Zentralbl. f. Gynäkol., 1924, S. 270.

Kuczynski: Über einen Todesfall nach Bluttransfusion. Münch. med. Wochenschr., 1918, Nr. 18.

Lattes: Sul acertamento dei gruppi sanguigni quale mezzo pratico per prevenire accidenti de la transf. Vol. in onore di Antonio Carle. Arch. ital. di chirurg., 1925.

Levine and Mabee: Dangereous „universal donor" detected by direct matching of bloods. Journ. of immunol., 1922, 8, 425.

— a. Segall: Posttransf. react. Surg., gynecol. a. obstetr. 1923, 35, 313.

Lewisohn: Chills following transf. of blood. Journ. of the Americ. med. assoc. 1923, 80, 247; 1923, 81.

Lindemann: React. follw. blood transf. by the syringe canula system. Journ. of the Americ. med. assoc., 1916, 66, 624.

Marie: Accidents seriques chez l'homme consécut. à l'inject. intraven. du serum humain. Cpt. rendu d. séance. d. l. soc. d. biol., 1916, 79, 149.

Meleney, Stearns, Fortuine and Ferry: Posttransf. react. Americ. journ. of the med. scienc., 1917, 154, 733.

Mino: Sulla esistenza di un fattore letale nella trasmissione ereditaria dei gruppi sang. Arch. di antropol. crim. psichiatr. e med. 1923, 43, 524.

— Hemotherapie et grise hemoclassique. Presse méd., 1923, pag. 90.

Opitz, Gefahren der Bluttransfusion in der Geburtshilfe. Zentralbl. f. Gyn., 1920, Nr. 1.

Ottenberg and Kaliski: Accid. in transf.-Journ. of the Americ. med. assoc., 1913, 61, 21.

— and Eppstein: Die Gefahren der Transfusion und deren Verhütung. Dtsch. med. Wochenschr., 1913, S. 243.

de Pemberton: Bloodtransf. Surg., gynecol. a. obstetr., 1919, 28, 262.

— Practic. considerat. of the dangers associat. with blood transf. Mayos clinic papers 1919, 11, 635.

Pepper and Nisbet: A case of fatal hemolys. follow. direct transf. of blood by arter.-ven anastomos. Journ. of the Americ. med. assoc., 1907, Nr. 16.

Pauchet: Bull. d. l'acad. d. méd. d. Paris, vol. 86, 1922.

Pribram: Zentralbl. f. Chir., 1924, S. 1293.

Schultz: Ein weiterer Beitrag zur Transfusionsfrage. Transfusionskrankheit bei Fehlen von Isoagglutininen und Isohämolysinen im Blut-Empfänger und -Spenderserum, Berliner klin. Wochenschr., 1911, S. 934.

Schweitzer: Erfahrungen mit d. Eigenbluttransfusion b. Extrauterin-Gravid., Todesfall an Hämoglobinurie. Münch. med. Wochenschr., 1921, S. 699.

Stokes and Busmann: Tubing as a cause of react. to intraven. inject. Journ. of the Americ. med. assoc., 1920, Nr. 15.

Unger: Deleterious effect of sodium citrat employed in blood transf. Journ. of the Americ. med. assoc., 1921, 71, 2107.

Unno: Lungenembolie nach Bluttransfusion. Okajama Igakkukai Zasshi, Nr. 339.

Wallich et Levaditti: Réaction sanguin. pouv. se prod. au cours de la transf. du sang. Bull. d. l'acad. de méd. Paris, 1924, 28, 4.

Wolfe: Anaphylact. react. after blood transf. New York state journ. of med., 1922, 115, 1.

Zeller: Spielen die Blutplättchen bei den Todesfällen nach der indirekten Blutübertragung eine Rolle? Dtsch. med. Wochenschr. 1921, Nr. 52, S. 1590.

Zusammenfassung

1. Das Wesen der Bluttransfusion beruht im Ersatz der verloren gegangenen Flüssigkeit, der roten Blutkörperchen und aller im Blut normalerweise enthaltenen Stoffe; in zweiter Linie in ihrer Wirksamkeit als Proteinkörpertherapie. Die Bluttransfusion muß daher allen anderen Auffüllungs- und Ersatzmethoden vorgezogen werden.

2. Zur Erfüllung dieser Wirkung ist das unveränderte Blut allein in vollem Ausmaß befähigt. Darin beruht die Überlegenheit der direkten Bluttransfusion (Überleitung von unverändertem Blut) gegenüber der Verwendung von defibriniertem Blut und von Zitratblut.

3. Auch das Anwendungsgebiet der Bluttransfusion kann aus ihrer unmittelbaren Wirkung abgelesen werden:

akuter lebensbedrohlicher Blutverlust,

chronische und rezidivierende Blutungen,

Hämophilie und hämorrhagische Diathese,

perniziöse Anämie,

sekundäre Anämien,

Sepsis,

schwere Verbrennungen,

Kohlenoxydgasvergiftung,

Vorbereitung vor großen Operationen.

4. Die Gefahren der Bluttransfusion sind mechanischer und biologischer Natur. Embolie durch Luft oder Blutgerinnsel und Infektion des Spenders wird durch kunstgerechte Ausführung der Transfusion vermieden. Agglutination und Hämolyse können durch die Beachtung der Eignung des Spenderblutes ausgeschaltet werden.

5. Die Eignung des Blutes ist durch die Gruppenzugehörigkeit ausgesprochen, die nach dem System von Moß mittels der „Hämotest"-Sera vollkommen verläßlich bestimmt werden kann. Durch diese Vorproben werden die serologischen Vorproben entbehrlich. Die „biologische Probe" bedeutet eine letzte Sicherung. Die Feststellung der Gruppenzugehörigkeit muß vor jeder Art der Bluttransfusion gefordert werden.

6. Selbst bei Gruppenstimmigkeit kann es in seltenen Fällen zu anaphylaktischen Erscheinungen oder zu sekundären Störungen ungefährlicher Art kommen.

7. Die Methode von Oehlecker und die Methode von Percy überragen alle anderen Verfahren durch Verläßlichkeit und technische Durcharbeitung.

8. Die Methode von Oehlecker bedarf keiner anderen Vorbereitung als des Auskochens der Instrumente. Sie erfordert ein nahes Aneinandergelagertsein von Spender und Empfänger, strenge Achtsamkeit auf die einzelnen Akte der Transfusion. Sie ermöglicht die „biologische Probe" vor der Durchführung der Transfusion als letzte Sicherung. Sie kann jederzeit abgebrochen, aber auch beliebig fortgesetzt werden und gestattet den sofortigen Ersatz des entnommenen Blutes durch Kochsalzlösung.

9. Die Methode von Percy erfordert eine sorgsam paraffinierte Glasröhre. Sie erzwingt keine nahe Lagerung von Spender und Patient, die sogar in getrennten Zimmern sein können. Sie konzentriert die technischen Schwierigkeiten auf zwei Augenblicke: Einführen des Tubus beim Spender und beim Empfänger, während im übrigen Verlauf keine Störung mehr möglich ist. Die seltenen Zufälle von Gerinnung des Blutes in der Röhre können allerdings eine nutzlose Entnahme einer größeren Blutmenge bedingen. Die „biologische Probe" entfällt, das Transfusionstempo kann nur in engen Grenzen reguliert werden.

10. Zur Technik sei besonders bemerkt, daß alle Manipulationen beim Spender begonnen werden müssen. Ein zweifaches Instrumentarium ist unerläßlich. Der Verschluß der Inzisionswunden hat beim Empfänger zu beginnen. Nach gründlicher Desinfektion der Hände wird schließlich am besten durch den Assistenten der Spender versorgt.

11. Die Wahl der Methode soll im Einzelfall nach den angeführten Besonderheiten der beiden Methoden getroffen werden.

12. Die Umgehung der Venenbloßlegung muß abgelehnt werden.

13. Zum Spender bestimmt nicht Blutsverwandtschaft, Geschlecht oder Alter, sondern einzig die Gruppenzugehörigkeit. Lues, Malaria, Tuberkulose schließt von der Verwertung als Spender aus.

14. Es ist jedem Arzt in seinem Kreis dringend zu raten, sich eine Auslese von Spendern bereitzustellen, über die im Notfalle verfügt werden kann.

Geschichtlicher Überblick

Zur Beleuchtung der ganzen Frage der Bluttransfusion mag noch dieser kurze geschichtliche Überblick nachgetragen werden. Eine schöne Darstellung gibt Trendelenburg in seinem Buch „Die ersten 25 Jahre der deutschen Gesellschaft für Chirurgie".

Der Gedanke der Blutüberleitung von einem Menschen zum anderen findet sich in den Märchen und Mythen aller Völker und Zeiten in den absonderlichsten Formen. Dabei lag nicht die therapeutische Absicht in unserem heutigen Sinn zugrunde, sondern das Blut sollte als der Träger aller persönlichen Eigenschaften des Einzelnen (Charakter und Fähigkeiten, Genie und Krankheit) in einem anderen Organismus seine Wirkung tun. Keilschriften aus Ninive, der älteste ägyptische Papyrus medizinischen Inhaltes, die Bibel, die Gesänge Ovids erzählen von Versuchen, Greise durch das Blut von Jünglingen wieder jung zu machen („cura medeana"), und es ist glaubwürdig verbürgt, daß Papst Innocenz VIII., der Ende des 15. Jahrhunderts starb, durch die Einverleibung des Blutes römischer Knaben hätte gerettet werden sollen.

Der kurfürstlich brandenburgische medicus ordinarius Sigismund Elsholz wollte die angenommene charakterbestimmende Eigenschaft des Blutes in der Weise anwenden, daß das Temperament des Melancholikers durch das Blut eines Sanguinikers, das des Phlegmatikers durch das Blut eines Cholerikers korrigiert werden sollte. Er schlug auch vor, bei sich streitenden Ehegatten durch gegenseitige Bluttransfusion die Harmonie der Ehe wieder herzustellen.

Die erste fachmännisch ausgeführte Bluttransfusion als Experiment am Hund wurde von Richard Lower in der Royal Society im Jahre 1665 gezeigt. Noch damals war der Beweis, daß man das Blut eines Tieres durch das Blut eines anderen ohne Schaden für das erstere ersetzen könne, weniger wichtiger als die Beantwortung der von dem Chemiker und Physiker Boyle aufgeworfenen Frage, ob der durch das Blut eines anderen Hundes am Leben erhaltene Hund seinen Herrn wieder erkenne?

Der Professor der Mathematik und Philosophie in Paris, Jean Denis, wiederholte den Lowerschen Versuch und transfundierte, nachdem er gelungen war, als erster im Jahre 1667 das Blut aus der Schlagader eines Lammes auf einen Menschen. Er hatte es nicht gewagt, als Spender einen Menschen zu nehmen, weil bei diesem die Eröffnung einer Schlagader zu gefährlich schien, Schlagaderblut aber viel wirksamer angesehen wurde als Venenblut. Außerdem war die Überlegung maßgebend, daß Tiere den menschlichen Leidenschaften nicht unterworfen sind und daher in diesem Sinne kein Schaden angerichtet werden könne.

Diesen schadlos durchgeführten Transfusionen folgten mehrere unglückliche, sodaß weitere Versuche in Paris und Rom behördlich verboten wurden. Theoretisch wurde aber unentwegt weitergearbeitet und allerlei Methoden ersonnen, die als sehr nahe Vorläufer der heute üblichen bezeichnet werden müssen. Die Methode von Kimpton-Brown-Percy-Schlaepfer gleicht jener von Major, die von Oehlecker jener von Elsholz.

In allen Überlegungen jener Zeit hatte der Blutersatz durch die Transfusion bei plötzlichem großen Blutverlust noch nicht Raum. Von Deutschland erst ging diese Forderung aus und ebenso das unbedingte Verlangen, das man beim Menschen Menschenblut verwenden müsse[1]).

Aber die erste Transfusion von Mensch zu Mensch wurde abermals in London, und zwar von dem Physiologen und Geburtshelfer Blundell um die Mitte des 19. Jahrhunderts bei einer ausgebluteten Frau mit bestem Erfolg ausgeführt.

Die Mißerfolge indes, die sich bei weiteren Transfusionen von Mensch zu Mensch einstellten und die man auf alle mögliche Weise zu erklären versuchte, führten den Petersburger Arzt Gesellius dazu, jeden Versuch einer künstlichen Veränderung des Blutes zu verwerfen und nur Schlagaderblut als verwendbar zu bezeichnen. Und da Schlagaderblut ohne größte Gefährdung des Spenders nicht zu bekommen war, wurde wieder die Tierbluttransfusion aufgenommen.

Erst Küster trat mit aller Entschiedenheit neuerdings für die Verwendung menschlichen Blutes ein und stellte den akuten Blutverlust als Anwendungsgebiet an erste Stelle. Damit war die Ära der phantastischen Vorstellungen beendet.

Aber der Vorschlag Küsters vermochte sich nicht durchzusetzen. Die Schwierigkeit der Beschaffung von Blutspendern, das Unvermögen, die oft bedrohlichen Nachwirkungen auszuschalten und der geringe Erfolg, den man bei Blutkrankheiten erzielen konnte, drängte die Bluttransfusion wieder ganz in den Hintergrund. Ja sogar ihre Bedeutung als unmittelbarer Blutersatz wurde nicht mehr anerkannt, seit Kronecker und Sander im Tierversuch nachwiesen, daß nicht der Verlust

---

[1]) Tierblut, verwendet von A. Bier, bei chron. Ileus, siehe Arch. f. klin. Chir., 1924, Bd. 133, S. 74.

des Blutes als solchen das Wesentliche beim Verblutungstod bedeute, sondern das Leerlaufen der Herzpumpe und daß daher die Auffüllung des Inhaltes der Blutgefäße durch das Einströmenlassen (also durch Infusion) einer Salzlösung lebensrettend wirken könne. Küttner und Heidenhein, Latzko in Wien, konnten zeigen, daß durch Zusatz von Nebennierenextrakt zur Salzlösung schon verhältnismäßig kleine Mengen von Flüssigkeit genügen, um die Verblutungsgefahr zu bannen. Küttner machte außerdem darauf aufmerksam, daß der Mangel an Sauerstoffträgern durch die Einatmung von Sauerstoff gedeckt werden könne, wodurch der Wert der Zufuhr von roten Blutkörperchen abermals vermindert wurde.

So schien der Bluttransfusion auch das letzte Anwendungsgebiet entzogen. Aber der große Krieg mit seiner Riesenzahl schwerster Verblutungszustände hat die Frage nach dem Wert und nach den Gefahren der direkten Bluttransfusion von Mensch zu Mensch noch einmal aufgeworfen und in dem Sinn gelöst, daß die Bluttransfusion in einer Reihe von Fällen, in denen alle anderen Versuche, das Leben zu erhalten, fehlschlagen, ein souveränes Mittel zur Rettung des Patienten darstellt. Nicht nur deshalb, weil durch die Bluttransfusion die notwendige Auffüllung des Blutgefäßsystems erreicht wird, sondern weil die übergeleiteten roten Blutkörperchen als Sauerstoffträger verwendet werden und schließlich auch darum, weil mit der Blutflüssigkeit eine Reihe wichtiger Substanzen dem erschöpften und versagenden Organismus übermittelt werden.

Der wiedererwachte Glaube an die Wirkung der Bluttransfusion ließ sie auch neuerdings bei einer Reihe anderer krankhafter Zustände in Verwendung ziehen und es zeigte sich dabei ihre hohe Bedeutung.

Die Möglichkeit zu dieser neuerlichen ausgedehnten Verwendung der Bluttransfusion als Heilfaktor war durch zwei wichtige Umstände gegeben: 1. durch die Erkenntnis, welcher Art die Gefahren sind, die dem Empfänger unter Umständen durch das Blut des Spenders drohen, und 2. durch die technische Vollendung der Methodik, die zur Überleitung benützt wurde.

Die Gerinnung des Blutes außerhalb der lebenden Gefäßwand war ein großes Hindernis für die Durchführung jeder Art von Bluttransfusionen. Die erste Sorge war daher darauf gerichtet, die Gerinnung des Blutes zu vermeiden. Das Nächstliegende war, es zu einem Austritt des Blutes aus der lebenden Gefäßwand überhaupt nicht kommen zu lassen. Dies sollte durch das direkte Einnähen des Spenderblutgefäßes in ein Blutgefäß des Empfängers erreicht werden. Crile berichtete 1906 als erster über solche geglückte Transfusionen. Delbet, Carrel, Enderlen, Hotz, Tuffier, Perthes, Floercken, Sauerbruch (Invaginationsmethode) u. a. folgten. Aber es ergaben sich bei diesen Methoden soviele Schwierigkeiten und Gefahren, daß man neue Wege zu suchen gezwungen war. Es gab nur zwei Richtungen: entweder man schaltete die Blutgerinnung durch eine geeignete Apparatur aus, ohne daß man zur direkten Gefäßvereinigung greifen mußte (Prothesenverfahren nach Payr, Elsberg) oder man veränderte das Blut durch physikalische oder chemische Beeinflussung derart, daß die Gerinnung ausblieb. Diese letztere Methode ist in der Form der Zitratblutmethode (Gustin, Lewisohn, Agote) noch heute in Amerika und Frankreich vornehmlich in Verwendung (Mayo). In Europa ist sowohl die Zitratblutmethode als die Verwendung von defibriniertem Blut (Eulenburg, Landois, Ponfick, Panum u. a.) ganz in den Hintergrund getreten gegenüber der Transfusion von unverändertem Blut mit Hilfe geeigneter Apparate (Mc.Grath, Roussel, Ziemssen, Curtis David, Janes).

Die Eignung der Apparate wurde wieder auf zwei Arten zu erreichen getrachtet: entweder der Glasbehälter zum Auffangen des Blutes wurde mit Paraffin ausgekleidet, wodurch erfahrungsgemäß die Gerinnung des Blutes längere Zeit hinausgeschoben wird. Diese Methode hat ihren hauptsächlichsten Vertreter in dem Amerikaner Percy. Oder: der Weg, den das Blut vom Spender zum Empfänger außerhalb der Gefäße zu durchlaufen hat, und die Zeit, die dazu benötigt wird, wurde so kurz gewählt, daß praktisch eine Gerinnung nicht in Frage kommt. Der Vertreter dieser in Deutschland fast ausschließlich geübten Methode ist der Hamburger Chirurg Oehlecker. Die Verwendung der Prothesen und Tuben von Elsberg, Hepburn, Soresi, Payr u. a. oder eines besonders präparierten tierischen Gefäßes nach Frank-Baehr, Fleig, wurde aufgegeben; ebenso der Kochsalzstrom (Schöne, Rogge, Meyer, Weintraud).

Allen diesen Untersuchungen und Methoden liegt bereits die Kenntnis der Lysine, Isolysine und Autolysine, der Agglutination und Hämolyse zugrunde. Der Ausbau dieser Kenntnis und ihre besondere Verwertung für die Gruppeneinteilung des Blutes bildet den Schlußstein in den praktischen Verfahren der Bluttransfusion.

Eine ungeheure Zahl von Nachprüfungen, die in einer kaum mehr überblickbaren Literatur niedergelegt sind, hat gezeigt, daß auch hier noch manches völlig geklärt werden muß. Die jüngsten Untersuchungen über die Bedeutung des Agglutinationstiters für den Ausfall der Gruppenbestimmung (Moritsch) scheinen uns wieder einen Schritt vorwärts zu bringen.

Somit kann als Festlegung der historischen Entwicklung der Bluttransfusion gesagt werden: Die Verwendung von Tierblut ist abgelehnt. Die Gefährdung des Spenders liegt in der Gruppenunstimmigkeit (Hämolyse) und in der Gerinnselbildung. Die Gruppenbestimmung ist nach der Methode von Moß und unter Verwendung von „Hämotest" (Moritsch und Neumüller) verläßlich. Die Verwendung von defibriniertem Blut ist unzweckmäßig, wenn auch nicht unmittelbar gefährlich. Die Zitratblutmethode ist praktisch sehr verlockend, zeigt aber die größte Zahl übler Zufälle. Die Transfusion mit unverändertem Blut ist als Idealverfahren zu bezeichnen.

Schrifttum

Zusammenfassende Darstellungen über die Bluttransfusion außer bei
Trendelenburg:

Boit H.: Bluttransfusion. Jahresbericht über die gesamte Chirurgie und
ihre Grenzgebiete, 1922, Springer-Bergmann, Berlin-München.
Dreyer L.: Transfusion und Infusion. Ergebnisse der Chirurgie und Ortho-
pädie, 1913, Bd. 6.
Seifert E.: In den Würzburger Abhandlungen, Bd. 18, H. 3/4, Literatur
bis 1919.
Dejouany: Arch. d. méd. et de pharm. milit., 1914, Bd. 64·(Literatur seit
1908).
Köhler: Transfusion und Infusion seit 1830.
Hempel E.: Bluttransfusionen in der Chirurgie. Bruns Beiträge 1924,
Band 132.
Lattes L.: Die Individualität des Blutes. Springer, Berlin, 1925.

Jüngste Literatur bei:

Takeo Torii: Experimentelles und Klinisches über die Bluttransfusion.
Mitteilungen der kaiserlichen Kyushu-Universität, 1923, VII.
Nather K. und Ochsner A. im Archiv für klin. Chirurgie, 1924, Bd. 132.
Breitner B.: Wien. klin. Wochenschr., 1924, 19.

Im folgenden wurde eine erschöpfende Aufzählung der allgemeinen
Literatur versucht. Torii bringt 126 bei Lattes nicht erwähnte Arbeiten;
Hempel weitere 67. Ein Teil der hier angegebenen sind den genannten
Arbeiten entnommen ohne Einblick in das Original. Allgemeine Besprechungen
der Bluttransfusion wurden von solchen über die Methodik getrennt, soweit
eine Scheidung dieser Art möglich war.

Allgemeine Literatur

Abel: Bloodtransfusion. Journ. of pharmacol. a. exp. therapeut. Vol. 625,
1914.
Abelmann: Bloodtransfusion simplified by the use of citrate ointment.
Surg., gynecol. a. obstetr. July, 1918.
Agazzi: Über den Wert des Isolysinbefundes für die Diagnose bösartiger
Geschwülste. Klin. Wochenschr., S. 1455, 1910.
d'Agote: Nuevo procedimiento para la transfusion de la sangre. Ann. d.
Inst. mod. de clin. med. Buenos-Ayres. Nr. 1—3, 1915.
Albert: La transfusion du sang en chirurgie. Liège méd. 29. VI. 1924.
Alvarez: Bluttransfusion. Rev. d. med. y cirurg. pract. Jg. 44, Nr. 1609,
1920.
Amsel und Halber: Über das Ergebnis der Wassermannschen Reaktion
innerhalb verschiedener Blutgruppen. Zeitschr. f. Immunitätsforsch.
u. exp. Therapie. Orig., 42, 2. 1925.
Anders: Über die Bluttransfusion bei perniziöser Anämie. Philadelphia,
S. 659.
Archibald: The transfusion of blood in the treatment of pernicious anemia.
St. Paul med. journ., Bd. 19, 43, 1917.

Arkenau: Heilung einer schweren Jakschen Anämie mit Purpura nach Transfusion. Dtsch. med. Wochenschr., Nr. 26.

v. Arnim: Zeitschr. f. Geburtsh. u. Gynäkol., Nr. 48, 1920.

Aschenheim: Über die natürlichen hämolytischen Zwischenkörper des menschlichen Blutes. Zentralbl. f. Bakteriol., Parasitenk. u. Infektionskrankh., Abt. I, Orig., 49, 124, 1909.

Ascoli: Isoagglutinine ed isolisine del siero di sangue umano. Boll. d. soc. med.-chirurg. di Pavia 18, 1 e 5, 7. 1901 und Münch. med. Wochenschr., S. 1239, 1901 und S. 582, 1902.

Ashby: The determination of the length of life of transfunded blood corpuscles in man. Journ. of exp. med., 29, 267, 1919.

— Study in transfused blood. I. The periodicity in eliminative activity shown by the organism. II. Blood destruction in pernicious anaemia. Journ. of exp. med. 34, 127 und 147, 1921.

— Length of life of unagglutinable transfused red blood corpuscles. Arch. of internal med., 34, 481, 1924.

Avdeieva und Grizevicz: Zit. nach Kolzoff, 1921.

Baechi: Über die individuelle Diagnose des menschlichen Blutes. Zeitschr. f. Medizinalbeamte u. Krankenhausärzte, Nr. 8, 1911.

— Sulla diagnosi individuale di sangue umano. Arch. di antropol. crim. e med. leg., 31, 4—5, 1910 und Friedreichs Blätt. f. gerichtl. Med. 1912.

— Ancora sulla diagnosi individuale del sangue umano. Cesalpino, 9, 24, 1913.

— Isoagglutinine e individualità del sangue. Riv. di med. log., 10, 138, 1920.

Baehem: Über Bluttransfusion. Therap. Halbmonatsh., H. 10, 1921.

Bais und Verhoef: Anthropologische Bedeutung der Blutgruppen. Nederlandsch tijdschr. v. geneesk., 2, 1912, 1924.

Baldwin: Skin grafting. Med. record, 98, 686, 1920.

Balhorn, Friedrich: Über Bluttransfusion. Therap. Halbmonatsh., Jg. 35, H. 10, S. 289.

Bamberger, Arrie: Blood transfusion in the new born. Illinois med. journ., Bd. 39, Nr. 1, S. 27.

Barinstein: Die Bluttransfusion im Lichte der gegenwärtigen Kenntnisse. Ssowremennaja medizina (russisch), 2, 39, 1924.

Baumgarten: Die Hämolyse vom Gesichtspunkt osmotischer Störungen. Festschr. M. Jaffe.

— Mikroskopische Untersuchungen über Hämolyse in heterologem Serum. Klin. Wochenschr., Nr. 50, 1901.

— Weitere Untersuchungen über Hämolyse usw., Klin. Wochenschr., Nr. 43, S. 997, 1902.

— Die Hämolyse im heterogenen resp. Immunserum., Arb. a. d. pathol. Inst. Tübingen, 5, 2, 1905.

Bayer W.: Ikterus nach Transfusion bei einem an Pyurie erkrankten Säugling. Dtsch. med. Wochenschr., 1924, Nr. 19.

Bécart: Transfusion du sang. Journ. de méd. de Paris, Jg. 40, Nr. 17, S. 309.

— Comment on détermine les groupes sanguins par la méthode de Beth-Vincent. Clinique, S. 191, 1922.

— Transfusion de sang pur. Clinique, S. 265, 1923.

— La transfusion du sang. Thèse de Paris, Doin Ed. 1923.

— La transfusion du sang. Bruxelles médical, Nr. 72, 1924.

Bell W. Blair: The treatment of eclampsia by transfusion of blood. Brit. med. journ., Nr. 3097, 1920.

Benassi: La transfusione del sangue dal punto di vista biologico, tecnico, clinico. La med. ital., 5, 253, 1924.

Benda et le Clerc: La pratique de la transfusion du sang. La Presse méd., Nr. 66, 1924.

Bennecke: Über unsere Mißerfolge mit der Bluttransfusion bei perniziöser Anämie. Münch. med. Wochenschr., Nr. 11, S. 571, 1912.

— Behandlung schwerster Sepsis mit intravenöser Infusion größerer Mengen menschlichen Normalserums nach vorausgegangenen Aderlassen. Münch. med. Wochenschr., Nr. 35, 1913.

Béraud: L'incompatibilité des sangs dans la transfusion citratée. Journ. des praticiens, 9, 6, 1923.

Bergell: Experimentelle Untersuchungen über Wesen und Ursprung der Hämagglutination. Zentralbl. f. Biochem. u. Bioph., 3038, 12, 1912.

— Weitere experimentelle Untersuchungen über Wesen und Ursprung der Hämagglutination: Die Entstehung der Spezifizität. Zeitschr. f. Immunitätsforsch. u. exp. Therapie, Orig., 17, 169, 1913.

Bergemann: 1884. Zit. nach Radvin and Glenn.

Bermbach: Die Untersuchung des Blutes mittels eiweißpräzipitierender Sera. Pflügers Arch. f. d. ges. Physiol., 107, 621, 1907.

Bernheim: Surgery of the system. Journ. J. B. Lippincott Company, 1913.

— Therapeut. possibil. of transfusion. Journ. of the Americ. med. assoc., Bd. 61, Nr. 4, 1913.

— Haemolysis following transfusion of blood. Lancet, 113, 259, 1915.

— Sodium citrate blood transfusion. Journ. of the Americ. med. assoc., 69, 359, 1917.

— Blood transfusion; hemorrage and the anemias. J. B. Lippincott Company 1917.

— Ganzbluttransfusion und Transfusion zitrierten Gewebes. Journ. of the Americ. med. assoc., Nr. 4, 1921.

Bezzola: Osservazioni sul potere isoagglutinante ed isolitico di sieri di sangue umano. Rif. med., S. 174, 1902.

Bialosuknia und Hirszfeld: Über normale Hämagglutination. (Polnisch.) Przeglad epidemjol., 1, 437, 1921.

— — Etudes sur l'agglutination des globules rouges. Les anticorps normaux n'agissent qu'à des températures déterminées. Cpt. rend. des séances de la soc. de biol., 89, 1361, 1923. — Poln. Biol. Ges. 2, 17, 1923.

— und Kaczkowski: On the differentiation of various breeds of sheeft by means of serological methods. Journ. of immunol., 9, 593, 1924.

Biffi: Sulle emoagglutinine del sangue umano. Ann. d'igiene sperim., 13, 232, 1903.

Biglieri: Über spontane Hämagglutination bei Malaria. Wien. klin. Wochenschrift, 1054, 1915.

Bischoff: Beiträge zur Lehre von dem Blute und der Transfusion desselben. Arch. f. Anat., Physiol. u. wiss. Med., S. 347, 1835.

— Bemerkungen über die Bluttransfusion. Schweiz. med. Wochenschr., 54, 27, 1924.

Bitter: Die Konservierung von agglutinierenden Seren. Zentralbl. f. Bakter. Parasitenk. u. Infektionskrankh., Abt. I, Orig., 87, 560, 1922.

Blasius: Statistik der Transfusion des Blutes. Monatsh. f. med. Statistik u. öff. Gesundheitspflege, S. 77, 1863.

Blundell: Experiments on transfusion of blood by syringe. Med. chir. Trans., 9, 56, 1918.

Bohne: Über Isoagglutinine. Vierteljahrsschr. f. ger. Med., 1913, I. Suppl., S. 354.

Boitel: Untersuchungen über die hämostatische Wirkung der Bluttransfusion. Arch. f. klin. Chir., 132, 420, 1924.

Bompiani: La transfusione del sangue in ostetricia e ginecologia. Riv. d'ostetr. e ginecol. prat., 9, 1923.

Bond: Father observation on the haemoagglutinin reaction. The Brit. med. journ., 1918.

— On autohemagglutination; a contribution to the physiology and pathology of the blood. The Brit. med. journ., Nr. 3129, 925, 1920 u. 3130, 973, 1920.

Bonhoff: Ref. in Klin. Wochenschr., Nr. 25, 1922.

— F.: Erfolge und Erfahrungen mit der direkten Bluttransfusion nach Oehlecker. Münch. med. Wochenschr., Jg. 69, Nr. 18, S. 671.

Borchgrevink O.: Erfahrungen über indirekte Bluttransfusion. (Norwegisch.) Norsk. magaz. f. laegevidenskaben, Jg. 83, Nr. 5, S. 342.

Bordet: Recherches sur la coagulation du sang. Cpt. rend des séances de la soc. de biol., Nr. 10, 1920.

Böttner: Experimentelle und klinische Untersuchungen zur Frage: Bluttransfusion (Zitratblut) und Anaphylaxie. Dtsch. med. Wochenschr., Nr. 50, S. 599, 1924.

Bourret: Die Bluttransfusion in der Hand des Praktikers. Gaz. des hôp. civ. et milit., Jg. 95, Nr. 91.

Brandenburg: Untersuchungen an gewerbsmaßigen Blutspendern. Med. Klinik, 19, 1301, 1923, Nr. 24 u. 25.

Brandt T.: Om de haemotologiske metoders feilberegning og den kritiske vurdering af fundne talvaerdier. Norsk. magaz. f. laegevidenskaben, S. 844, 1924.

Breitner B.: Anmerkungen zur Aussprache über die Bluttransfusion usw. Wiener klin. Wochenschr., 1924. Nr. 19.

Brem: Blood transfusion with special reference to group tests. Journ. of the Americ. med. assoc., 67, 190, 1916.

Briot, Jouan et Staub: Toxicité comparée du plasma défibriné et du sang défibriné. Cpt. rendu des séances de la soc. de biol., 70, 1043, 1911.

Brown: Diskussion zu Mac Lachlan. Journ. of the Americ. med. assoc., 80, 1800, 1923.

Buchanan: Medico-legal application of the blood group. Journ. of the Americ. med. assoc., 78, 89, 79, 180, 1922.

Bulliard: Les modifications du sang à la suite de la transfusion. Journ. de physiol. et de pathol. gén., 19, 80, 1921.

Bumm: Zur Frage der Transfusion. Zentralbl. f. Gynäkol., 12, 1920.

Burch: Autotransfusion after splenectomy. Surg., gynecol. a. obstetr., 34, 811, 1923.

Bürger: Über Verwandtenbluttransfusion. Therap. Halbmonatsh., 35, 386, 425, 257, 1921. — Zeitschr. f. inn. Med., 1921.

Butsch and Ashby: Factors in reaction to blood transfusions. New York med. journ., 113, 513, 1921.

Camus et Pagniez: D'un pouvoir agglutinant de certains sérums humains pour les globules rouges de l'homme. Cpt. rend. des séances de la soc. de biol., 53, 242, 1901.

Capogrossi: Isoagglutinine ed isolisine del siero umano. Ann. d'igiene sperim., 13, 552, 1903.

Careri: Sulla cosidetta autoemoagglutinazione per invecchiamento del sangue. Boll. d. R. acc.ad Peloritana, giugno 1922.

Carter: An experimental study of the use of sodium citrate in the transfusion of blood in direct and indirect methodes. Southern med. journ., 9, 427, 1916.

Casse: De la transfusion du sang. Presse méd. belge, 45, 59, 1913.

Cavalieri: Contributo allo studio dei gruppi sanguigni. Soc. Med. Chir. Pavia, 25 lug. 1919; Arch. di patol. e clin. med., 1, 5, 1922.

Cesetti: I gruppi sanguigni. Policlinico, sez. prat., 26, 513, 1919.

Chalier: Des applications médicales de la transfusion sanguine et de la sérothérapie humaine. Clinique et laboratoire, 2, 188, 1923.

Charlier: Les ictères hémolytiques. Thèse de Lyon, 1919.

Cheinisse: Les indications de la transfusion du sang normal et citraté. Presse méd., 25, 2, 1922.

Chiò: Il fibroenzima. Arch. difarmacol. sperim. e scienze aff., 29, 121, 1920.

Ciotola: Determinacion de los grupos sanguineos. Ann. de la Facultad de med. Lima, 6, 108, 1923.

Clark: Blood grouping. Med. journ. of Australia, 2, 401, 1923.

Claveaux v Perez Sanchez: Autoagglutinacion in pneumonia. Rev. med. del Uruguay, 27, 108, 1924.

Clough and Richter: A study of an autoagglutinin occurring in a human serum. Bull. of the Johns Hopkins hosp., S. 86, 1918.

Coca: The examination of the blood preliminary to the operation of blood transfusion. Journ. of immunol., 3, 93, 1918.

— and Klein: Hitherto undescribed pair of isoagglutination elements in human beings. Journ. of immunol., 8, 477, 1923.

Coenen: Die lebensrettende Wirkung der vitalen Bluttransfusion im Felde auf Grund von 11 Fällen. Münch. med. Wochenschr., 65, 1, 1918.

Cohn: Prinzipien der Bluttransfusionen. Dtsch. med. Wochenschr., Nr. 26, 1922.

— und Levy: Eine Modifikation der von Leersumschen unblutigen Methode der Blutdruckschreibung bei Tieren. Ber. ü. d. ges. Physiol., Bd. 4, H. 7/8.

Colebrook and Storer: Immunotransfusion. Lancet, 2, 1341, 1923.

Cooke und Mc. Nee: Brit. med. journ., 3108, 1920.

Copher: Blood transfusion: A study of 245 cases. Arch. of surg., 7, 125, 1923.

Costa: L'agglutination sur lame. Sérodiagnostic clinique. Hémoagglutinination. Cpt. rend. des séances de la soc. de biol., 72, 427, 1912.

Cruchet et Ragot: La transfusion du sang de l'animal à l'homme. Paris méd. 27, 1, 1923.

Culpepper and Ableson: Report on 5000 bloods typed using Moss' grouping Journ. of laborat. a. clin. med., 6, 276, 1921.

Curchod: Rev. méd. de la Suisse romande, 40, 1920.

Curtis: Surg, gynecol. a. obstetr., 30, 1920.

Debenedetti, F.: Sui rapporti tra impilamento dei globuli rossi e certi fenomeni di agglomeramento degli spermatozoi umani. Rif. med., S. 440, 1923.

— Sull' azione agglomerante a freddo dei sieri. Rapporti fra agglomeramento, auto- e isoagglutinazione ed impilamento dei globuli rossi. Policlinico, sez. med., 31, 95, 1924.

— Produzione di emoagglutinine specifiche per iniezione di sieri eterogenei. Rass. internaz. di clin. et terap. 1924.

Debenedetti V.: Su un caso di autoagglutinazione. Policlinico, sez. med. 1924.
De Biasi: Transfusion of blood. Scient. Sess. Ass. of Italien. Physicians in America., New-York, 7. Nov. 1921.
v. Decastello: Der heutige Stand der Bluttransfusion. Freie Vereinigung der Chirurgen Wiens. Wien. klin. Wochenschr., 37, 401, 1924.
— und Sturli: Über die Isoagglutinine im Serum gesunder und kranker Menschen. Münch. med. Wochenschr., 1902, Nr. 26.
De Dominicis: Sulle indicazioni individuali del sangue. Cesalpino, 11, 437, 1915.
De Gibbs: Blood transfusion and significance of various blood-groups. South-Africa med. record, 21, 342, 1923.
Delmas, Paul: De la transfusion du sang dans l'infection puerpérale. Gynécologie, Jg. 20, Januarh., S. 16.
Demmel: Über die morphologische Struktur und die morphologischen und chromatischen Veränderungen der Leukozyten, auf Grund von Untersuchungen nach der Methode der Vitalfärbung des Blutes. Virchows Arch. f. pathol. Anat. u. Physiol., Bd. 195, 1909.
Dervieux: Notes sur un nouveau sérum précipitant préparé en vue de l'individualisation du sang et du sperme. Ann. de méd. lég., 3, 454, 1923.
— Procédé de diagnostic individuel du sang et du sperme. Cpt. rend. hebdom. des séances de l'acad. des sciences, 172, 1384, 1921.
Descarpentries: Ref. in Klin. Wochenschr., Nr. 2, 1923.
Dettmar: Einfluß der Transfusion mit Blut derselben Spezies auf die Zahl der roten Blutkörperchen. Diss. Greifswald. 1896.
Dieffenbach: Die Transfusion des Blutes und die Infusion der Arzneien in die Blutgefäße, Berlin, 1848.
Döderlein: Über Eigenbluttransfusion. Dtsch. med. Wochenschr., S. 449, 1920, Nr. 17.
Dörr und Berger: Gehalt des Blutserums an artspezifischem Eiweiß. Zeitschr. f. Hyg. u. Infektionskrankh., Bd. 93, H. 1.
Dolbey and Moro: Die Bluttransfusion in Ägypten. Med. School Cairo nach Pathologica, 16, 609, 1924.
Dold: Ein neues Verfahren zur Konservierung (Überlebenderhaltung) von Blutzellen (Leukozyten, Erythrozyten, Blutplättchen) und anderen Körperzellen. Klin. Wochenschr., Nr. 3, S. 629, 1924.
Donath: Zur Kenntnis der agglutinierenden Fähigkeiten des menschlichen Blutes. Wiener klin. Wochenschr., S. 497, 1900.
Dorrance and Ginsburg: Transfusion; history, development, present status, and technique of operation. New York med. journ., 87, 941, 1908.
— — Indications for blood transfusion. Americ. journ. of the med. sciences, 154, 486, 1908.
Dossena: La transfusione del sangue integro. Ann. di ostetr. e ginecol., 46, 12, 1924.
— e Lanvara: Sull' isoagglutinazione studiata nei riguarda dell' abito morfologico e delle neoplace della stera genitale muliebre. Ann. di ostetr. e ginecol., 47, 163, 1925.
Douris: Sur l'examen biologique des sangs dans la transfusion sanguine. Bull. des sciences pharmacol., 29, 503, 1922.
— Application médico-légale des groupes sanguins humains. Discussion de paternité. Bull. des sciences pharmacol., 30, 90, 1923.
Dubois: Note sur l'autoagglutination des hématies dans la trypanosomiase humaine. Bull. de la soc. de pathol. exot., S. 686, 1912.

Ducump: Arch. méd. de Toulouse, 20, 1913.

Dudgeon: On the presence of haemagglutinins, haemopsonins and haemolysins in the blood obtained from infectious and non infectious diseases in man. Proc. of the roy. soc., Bd. 80, S. 531 und Bd. 81, S. 207, 1908 und 1909.

— and Wilson: Quaterly journ. of med., Nr. 3, 1910.

v. Dungern und Hirschfeld: Über eine Methode, das Blut verschiedener Menschen serologisch zu unterscheiden. Münch. med. Wochenschr., S. 741, 1910.

— — Über Nachweis und Vererbung biochemischer Strukturen. Zeitschr. f. Immunitätsforsch. u. exp. Therapie, Orig., 4, 531, 1910.

— — Über Vererbung gruppenspezifischer Strukturen des Blutes. Zeitschr. f. Immunitätsforsch. u. exp. Therapie, Orig., 6, 284, 1910.

— — Über gruppenspezifische Strukturen des Blutes. Zeitschr. f. Immunitätsforsch. u. exp. Therapie, Orig., 8, 526, 1911.

— — Individuelle Blutdiagnostik. Jahreskurse f. ärztl. Fortbild., 3, 10, 1912.

Dupuy de Frenelle: La pratique de la transfusion sanguine. Monde méd., 32, 495, 1922.

— La transfusion sanguine. 28. Congr. franç. de chirurg., S. 306, 1919.

Duvoir et Dervieux: A propos des groupes sanguines. La médecine octobre 1924.

Dyke: Blood grouping and clinical applications with simple method of group determination. Lancet, 202, 579, 1922.

— Isohemoagglutination. Brit. journ. of exp. pathol., 3, 146, 1922.

— On the medico-legal importance of the blood groups. Lancet, Vol. 2, S. 1271, 1922.

— A note on the possible existence of a lethal factor. Proc. of the roy. soc. med. pathol. sect., 16, 43, 1923.

— and Budge: On the inheritance of the specific isoagglutinable substances of human red cells. Proc, of the roy. soc. med. pathol. sect., 16, 35, 1923.

Eberle: Aus der Praxis der Eigenblut- und der indirekten Fremdbluttransfusionen bei akuten Blutverlusten. Schweiz. med. Wochenschr., Nr. 42, 1920.

Edwald und Peterson: Über die Erfolge der Bluttransfusion bei der Behandlung schwerer posthaemorrhagischer Anämie und haemorrhagischer Diathese. Journ. of the Americ. med. assoc., 22, IV, 1916.

Egidi: Sulla determinazione dei gruppi sanguigni. Policlinico, sez. prat., 27, 723, 1920.

Ehrlich und Morgenroth: Über Hämolyse. Klin. Wochenschr., S. 453, 1900.

Eisenberg: Über Isoagglutinine und Isolysine in menschlichen Seris. Wien. klin. Wochenschr., S. 1020, 1901.

Enderlen: Zur Behandlung der Hämophilie. Münch. med. Wochenschr. 1910.

— Ref. in Med. Klinik, Nr. 25, 1923.

Ernrooth: Zur Frage des Nachweises individueller Blutdifferenzen. Vierteljahrsschr. f. gerichtl. Med., 24, 64, 1904.

Esch: Über eine operative Vorbehandlung hochgradiger Anämie usw. Münch. med. Wochenschr., Nr. 41, 1911.

Esposito: Sugli allegati mutamenti artificiali dei gruppi sanguigni. Policlinico, sez. med., Nr. 2, 1924.

Ewald: Demonstration eines Falles von geheilter perniziöser Anämie usw. Sitz d. Berl. med. Ges., 16, 1902.

Fahraeus: The suspension stability of the blood. Acta med. scandinav., 55, 1, 1921.

Fantozzi: La transfusione sanguigna. Giorn. del medico pratico, 5, 1, 1922.

Fasano: Die derzeitige Verwendung der Bluttransfusion. Klin. Chir., H. 5/6, 1920.

Fasiani: Ricerche sperimentali sull' innesto omoplastico della pelle. Arch. per le scienze med., 46, 295, 1923.

Fieber: Eigenbluttransfusion. Zentralbl. f. Chir., H. 25, 1918.

Fischer: Zur Frage der Bluttransfusion im Kriege. Münch. med. Wochenschr., S. 475, 1916.

Fisk: Making blood-transfusion safer. Journ. of the Americ. med. assoc., 82, 568, 1924.

Flörcken: Naturf.-Kongr., Münster, 1912.
— Erfahrungen mit der Bluttransfusion. Med. Klinik, S. 1049, 1923.

Florence: Peut-on distinguer le sang d'un homme du sang d'un autre homme? Arch. d'anthrop. crim., S. 215, 1904.

Förster: Autotransfusion bei inneren Verblutungen. Zentralbl. f. Gynäkol., Nr. 24, 1925.

Fourness und Lee: Bloodtransfusion. Pennsylvania med. Journ. Nr. 23, 1920.

Frank: Über die Geschichte der Bluttransfusion usw., Folia haemat., Bd. 18, H. 2, 1917.

Freie Vereinigung der Chirurgen Wiens: Wien. klin. Wochenschr., Nr. 16—18, 1924.

Freund: Über die pharmakologischen Wirkungen des defibrinierten Blutes. Münch. med. Wochenschr., S. 976. 1919. Arch. f. exper. Pathol. u. Pharmakol., 86, 266; 88, 39, 1920. Med. Klinik, Nr. 17, S. 347, 1920.
— Die theoretischen Grundlagen der Bluttransfusion. Klin. Wochenschr., S. 1218—1272, 1922.

Friedemann: Technik der Eigenbluttransfusion bei Extrauteringravidität. Zentralbl. f. Gynäkol., Nr. 16, 1920.

Furukawa K.: Experimentelle Untersuchungen zur chirurgischen Anämiebehandlung durch Autotransfusion von Blut. Klin. Wochenschr., Jg. 1, Nr. 15, S. 723.

Gaarenstroom, G. F.: Lebensrettende Bluttransfusion. (Holländisch.) Nederlandsch tijdschr. v. geneesk., Jg. 65, 1. Hälfte, Nr. 7, S. 836.

Galbat: Intravenous injections of sodium citrate with reference to transfusion. Journ. of the Americ. med. assoc., 66, 1543, 1916.
— Sodium citrate transfusions; report on 100 cases. Ibid., 72, 1919.

Gay: The function of toxicity in human isohemagglutination. Journ. of med. research, 17, 321, 1907; Proc. of the soc. f. exp. biolog. a. med., 5, 59, 1908.

Geimanowitsch: Die Verwendung des menschlichen Blutserums aus der letzten Schwangerschaftsperiode bei unstillbaren Blutungen. Wratschebnoje djelo, Nr. 7, 1921.

Gesellius: Die Transfusion des Blutes. St. Petersburg, 1873.

Gichner: A biologic mechanism of human isohemagglutination. The constitution of the blood groups and the inheritance of the agglutinogens. Journ. of the americ. med. assoc., 79, 2143, 1922.

Gill: Use of dried serum for testing blood-donors. Milit. surgeon, 3, 11, 1922.

Giraud: Les groupes sanguins. Presse méd., Nr. 3, S. 21, 1919.
— Recherches hématologiques sur la transfusion citratée. Arch. de méd. et de pharm. milit., 6, 1918.

Goder: Bluttransfusion und Eigenblutreinfusion. Dtsch. Zeitschr. f. Chir., Bd. 170, H. 5/6, S. 384.

Götting, Hermann: Die Behandlung der perniziösen Anämie durch Bluttransfusion. Dtsch. med. Wochenschr., Jg. 48, Nr. 49, S. 1641.

Goldzieher: Regeneration der Blutzellen. Ergebn. d. allg. Pathol. u. pathol. Anat. d. Menschen und der Tiere.

Gonon: De la conservation intégrale du sang humain. Thèse d'Alger., 1924.

Goodmann: Blood transfusion in haemophilia. Ann. of surg., Oct. 1910.

— Erleichterung der Bluttransfusion. Internat. Klin., Bd. 2.

Goroncy: Zur Frage der individuellen Blutdiagnose. Dtsch. Zeitschr. f. d. ges. gerichtl. Med., 5, 178, 1925.

— Sull' importanza della temperatura per la differenzazione della vera della falsa isoagglutinazione. Giorn. di biol. e med. sperim, 1925.

Gorter und Halbertsma: Über die Anämiebehandlung bei Kindern mittelst Bluttransfusion. Nederlandsch maandschr. f. geneesk., Nr. 11, 1920.

Goto: Bluttransfusion. Tokyo Igakukai Zasshi., Vol. 32, Nr. 22.

Grafe und Graham: Untersuchungen über Isolyse. Münch. med. Wochenschrift, S. 2257 und 2338, 1911.

Graef, Wilhelm: Bluttransfusion und ihre Verwendbarkeit in der Praxis. Zeitschr. f. ärztl. Fortbild., Jg. 18, Nr. 19, S. 544.

Gräfenberg: Die Geschlechtsspezifität des weiblichen Blutes. XVII. Tag. dtsch. Ges. Gynäkol. Münch. med. Wochenschr., S. 1027, 1922. Arch. f. Gynäkol., 117, 52, 1922.

Graham: Bluttransfusion in Blutungsfällen. Edinburgh med. Journ., Nr. 3, 1920.

— Transfusion of blood in pernicious anaemia. Edinburgh med. journ. New Series, 24, 282, 1920.

Grawitz: Klinische Pathologie des Blutes, 1911.

Gregory: Blood grouping. Lancet, 43, 445, 1923.

Grimm: Über Isolysine; ihre Beziehungen zur Bluttransfusion. Inaug.-Diss., Heidelberg, 1910.

Grixoni: Gazz. Ospedali, Nr. 57 e 138, 1901.

Gross: Die Blutbehandlung der Anämie. Med. Klinik, Nr. 1, 1922.

Grütz O.: Bluttransfusion bei Morbus maculosus Werlhofii nebst Beiträgen zur Frage der Vorprüfung des Blutes. Klin. Wochenschr., Jg. 58, Nr. 3, S. 53.

Gruhzit and Clark: A new clinical method for blood typing. Journ. of laborat. a. clin. med., 10, 66, 1924.

Grünbaum: On the agglutination of red blood corpuscles. Brit. med. journ., 1, 1089, 1900.

Guillain et Laroche: Evolution des hémolysines en deux cas d'hémorragie méningée. Cpt. rend. des séances de la soc. de biol., 2, 461, 1909.

— et Troisier: L'autoagglutination et l'autolyse dans la biligénie hémolytique. Cpt. rend. des séances de la soc. de biol., 2, 463, 1909.

— — Du rôle des hémolysines en pathologie. Congr. franç. de méd. Lyon, 1911.

Guillot, Dehelly, Morel: La transfusion du sang. Maloine Paris, 1917.

Guthrie and Stewart: Zit. nach Guillot, Dehelly, Morel.

v. Haberer: Ref. in Med. Klinik, Nr. 25, 1923.

Haberland: Erfahrungen über 80 Bluttransfusionen beim Menschen. Dtsch. Zeitschr. f. Chir., Bd. 145, Nr. 5—6, 1918.

— Die direkte Bluttransfusion bei Guibazillensepsis. Dtsch. med. Wochenschrift, H. 7, 1920.

Hadda und Rosenthal: Studien über den Einfluß der Hämolysine auf die Kultur lebender Gewebe außerhalb des Organismus. Zeitschr. f. Immunitätsforsch. u. exp. Therapie, Orig., 16, 524, 1913.

Hadjipetros: Über Bluttransfusion, Autotransfusion und Autoinfusion. Samml. klin. Vortr., 800/802, 1920.

Hahn und v. Skramlik: Serologische Versuche mit Antigenen und Antikörpern an der überlebenden künstlich durchströmten Leber. Biochem. Zeitschr., 98, 120, 1919; 112, 151, 1920.

Haeker R.: Bluttransfusion. Übersichtsreferat. Jahresber. ü. d. ges. Chir. u. ihre Grenzgeb., München-Berlin: Bergmann-Springer, 1924.

Halbertsma: Die amerikanische Methode der serologischen Voruntersuchung bei Bluttransfusionen. Dtsch. med. Wochenschr., 48, 1517, 1922.

— Über die Dosierung des Blutes bei Bluttransfusionen. (Holländisch.) Nederlandsch tijdschr. v. geneesk., Jg. 66, 2. Hälfte, Nr. 12, S. 1272.

Halmen: Der Einfluß des Trocknens auf natürliche Hämolysine und Hämagglutinine im menschlichen Serum. Ber. ges. Physiol., 4, 1917.

Hanssen: Anämie und Transfusion. Kristiania, 1913.

— The transfusion of defibrin. blood and the injection of nondefibrin. blood. Forh. ved. ellevte Nord. Kong. f. ind. Med., S. 204, Kristiania, 1923.

Happ and Zeiler: Studies on isoagglutinins in the blood of the new-born. Journ. of the Americ. med. assoc., 82, 227, 1924.

Harven J. de: Note sur la transfusion citratée en cas d'intoxication par le gaz d'éclairage. Americ. journ. of surg., Bd. 36, Nr. 12, S. 295.

Haussen: Bericht über 61 Bluttransfusionen. Dtsch. Kongreß f. inn. Med., 1911.

Hayden: Ann. of otol., rhinol. a laryngol., 29, 1920.

Hays, Harold: The curative value of blood transfusions in post-operative mastoid conditions. Americ. journ. of surg., Bd. 36, Nr. 12, S. 295.

Hecht: Untersuchungen über hämolytische, eigenhemmende und komplementäre Eigenschaften des menschlichen Serums. Wiener klin. Wochenschrift, S. 265, 1909.

Hédon: Transfusion de globules lavés et de sang défibriné après les hémorrhagies. Presse méd., 5, 3, 1917.

— Note complémentaire sur la transfusion du sang citraté. Presse méd., 26, 57, 1918.

Heidenhain: Über die Oberflächenkräfte als Ursache der sog. Geldrollenform der roten Blutkörperchen. Fol. haematol., 461, 1904.

Helmholz: The longitudinal sinus as place of preference in infancy for intravenous aspirations and injections. Americ. journ. of dis. of childr., 1914.

Heim: Zwei Todesfälle nach Blutüberleitung. Zentralbl. f. Gynäkol., Nr. 2, 1925.

— Todesfall nach Bluttransfusion. Berl. Ges. f. Geburtsh. u. Gynäkol., 14, 12, 1923. Dtsch. med. Wochenschr., Bd. 50, S. 237, 1924.

Heinecke: Blutung, Blutstillung, Transfusion nebst Lufteintritt und Infusion. Dtsch. Chir., Lief. 18.

Hektoen: Isoagglutination of human corpuscles. Journ. of infect. dis., 4, 297, 1907.

— Isoagglutination of human corpuscles with respect to demonstration of opsonic index and to transfusion of blood. Journ. of the Americ. med. assoc., 48, 1739, 1907.

Hélouin: La transfusion du sang. Journ. de méd. de Paris, 41, 407, 1922.

Hélouin: A propos des transfusions sanguines à l'americaine, les reserves qu'elles comportent tant dans leurs applications que dans leurs indications. Journ. de méd. de Paris, Jg. 41, Nr. 21, S. 407.

Hempel: Erfahrungen mit Bluttransfusion nach Oehlecker, am chirurgischen Material. Dtsch. med. Wochenschr., 316, 352, 1922.

— Bruns Beitr., Bd. 133, H. 3, 1925.

Henderson and Haggard: Hemorrhage as a form of asphyxia. Journ. of the Americ. med. assoc., 78, 697, 1922.

Henkel: Über den Einfluß der Kochsalzinfusion. Münch. med. Wochenschr., Nr. 48, 1910.

Henry: Blood transfusion. Canadian med. assoc. Journ., Nr. 10, 1920.

Herzog F.: Über Bluttransfusion bei Hämophilie. Münch. med. Wochenschrift, Jg. 68, Nr. 41, S. 1323.

Hesser: Does Moss' grouping of human blood with respect to isoagglutinins apply also to isohemolysins? Acta med. Scandinav., 57, 415, 1922.

— Serologic studies of human red blood corpuscles. Acta med. Scandinav., 61, Suppl. 1, 1925.

Heubern: Über Fieber nach intravenöser Injektion. Münch. med. Wochenschrift, 1911.

Hindse-Nielsen: Ein Fall von Nitrobenzolvergiftung, behandelt mit Bluttransfusion. Ugeskrift f. laeger, Nr. 37, 1920.

Hirsch: Über subkutane Bluttransfusion. Klin. Wochenschr., 1888.

Hirszfeld L. and H.: Serological differences between the blood of different races. Lancet, 2, 675, 1919.

— — Essai d'application des méthodes sérologiques au problème des races. L'Anthropologie, 29, 505, 1920; Przeglad epidemiol., 1, 1. 1920.

Hittmair: Die Bedeutung der Isohämagglutination für die Bluttransfusion. Klin. Wochenschr., S. 1095, 1923. Wiss. ärztl. Ges. Innsbruck. Wiener klin. Wochenschr., S. 720, 1923.

Hoche O. und P. Moritsch: Die Bedeutung der menschlichen Blutgruppen in der modernen Medizin. Mittlg. a. d. Grenzgebieten d. Med. u. Chir., 1925, Bd. 38

Höst H. F.: Disk. in Forh. ved. ellevk. Nord. Kong. f. ind. Med., S. 226, Kristiania, 1923.

Hoet and Penfold: The danger of saline injection. Zentralbl. f. Chir., 1912.

Hoffmann: Zur Frage der Bluttransfusion usw. Monatsschr. f. Geburtsh. u. Gynäkol., Bd. 61, 1923.

Holman: Proteinsensitization in isoskingraftin. Surg., gynecol. a. obstetr., 38, 100, 1924.

Holt and Reynolds: The hemagglutinating fraction of human serum. Journ. of the Americ. med. assoc., 79, S. 1684, 1922.

Hooker and Anderson: The specific antigenic properties of the four groups of human erythrocytes. Journ. of immunol., 6, 419, 1921.

Hopkins: The clinical value of serological examinations. New York med. journ., 12, 7, 1919.

Horsley: The status of blood transfusion. Journ. of the Americ. med. assoc., 81, 1462, 1923.

Host H. F.: Große Bluttransfusionen bei perniziöser Anämie. Norsk. mag. f. laegevidenskaben, Jg. 83, Nr. 2, S. 103.

Hotz: Über Bluttransfusion bei Menschen. Dtsch. Zeitschr. f. Chir., 104, 5—6, 1910 und Phys. med. Ges., Würzburg, 3. März 1910. Münch. med. Wochenschr., S. 722, 1910.

Hotz: Über die Bluttransfusion. Korrespondenzbl. f. Schweiz. Ärzte, H. 27, 1919.
— Über Bluttransfusion. Zentralbl. f. Chir., 48, 1853, 1921.
Houston: Blood transfusion, a simple method of group determination. Lancet, 202, 665, 1922.
Huber: Über Behandlung schwerer Anämie mit Blutinjektion. Dtsch. med. Wochenschr., 1910.
Hussey: Blood transfusion. Milit. surg., 46, 514, 1920.
Hustin: Presse méd., 1914.
— Priorité des mesures de stabilisation du sang pour la transfusion. Arch. franco-belges de chirurg., S. 899, 1923.
— Transfusion du sang. Arch. franco-belges de chirurg., 1, 26, 1923.
Hyde: Complement deficient Guinea-pig serum. Journ. of immunol., 8, 291, 1923.
Ido und Suzuki: Über experimentelle Untersuchungen der künstlichen Anämie. Kyushu-Igaku kai Zasshi, Bd. 32, 1917.
Isaacs: A quantitative analysis of hemagglutination and hemolysis. Journ. of immunol., 9, 95, 1924.
Jacomet: Bull. méd., Jg. 27, 1913.
Jakobowitz: Scharlachauslöschphänomen und Isoagglutination. Zeitschr. f. klin. Med., 99, 515, 1924.
Janeway: Results of testing blood serum in 35 cases of cancer for hemolytic properties on the normal red blood corpuscles. Journ. of the Americ. med. assoc., 62, 408, 1909.
Jansky: Hämatologische Studien bei Psychotikern. (Polnisch.) Kliniky Sbornik, Nr. 2, 1906. Jahresber. f. Neurol. u. Psych., S. 1028, 1907. Folia Serol., 3, 316, 1908.
Jeanbreau: 43 observations nouvelles de transfusion de sang citraté. Bull. et mém. de la soc. chirurg. Paris, 43, 1921, 1917.
— La transfusion du sang. Rapp. au 32. Congr. franç. de chirurg., Paris, 1923.
— et Grynfeld: Epreuves de compatibilité de sangs humains en vue de la transfusion. Soc. sciences méd. et biol. Montpellier. Presse méd., S. 24, 1924.
Jegorof: Zur Reaktion nach Manoiloff mit Menschenblut. (Russisch.) Wratschebnaja gaseta, 27, 516, 1923.
Jervell, Fredrik: Über indirekte Bluttransfusion bei Blutungen. (Norwegisch.) Norsk. magaz. f. laegevidenskaben, Jg. 82, Nr. 11, S. 761.
— Ein Fall von Melaena neonatorum, mit Bluttransfusion behandelt (Norwegisch.) Norsk. magaz. f. laegevidenskaben, Jg. 82, Nr. 11, S. 778.
— The influence of temperature upon the agglutination of the red blood corpuscles. Journ. of immunol., 6, 415, 1921. — V. Skand. Pathol. Kongr. Stockholm, 29. August 1921. Journ. of the Americ. med. assoc., 77, 1668, 1921.
— Über die Wirkung von Isoagglutininen und Isolysinen bei der Bluttransfusion. Mitt. a. d. Grenzgeb. d. Med. u. Chir., 34, 650, 1922.
Joannides and Cameron: Citrated blood transfusion and experimental study of the toxicity of sodium citrate in exsanguated dogs. Journ. of the Americ. med. assoc., 82, 1187, 1924.
Joecks: Lebensrettende Bluttransfusion. Zentralbl. f. inn. Med., Nr. 47, 1921.
Johannsen: Über die Isoagglutinine im menschlichen Blut. (Dän.) Hospitalstidende, 64, 449, 1921. Zentralbl. f. Chir., 16, 330, 1922. Journ. of the Americ. med. assoc., S. 980, 1921.

Johnstone and Canning: Hemolysis in the diagnosis of malignant neoplasmas. Journ. of the Americ. med. assoc., 52, 1479, 1909.

Jongh C. L. de: Über Bluttransfusion. (Holländisch.) Nederlandsch maandschr. v. geneesk., Jg. 10, Nr. 12, S. 649.

Kambe und Komiva: Experimentelle Transfusion der roten Blutkörperchen. Ber. ü. d. ges. Physiol., Bd. VII, H. 5/6.

— The transfusion experiment with red blood corpuscles. Americ. journ. of physiol., 53, 1, 1920.

Karsner: Transfusions with tested blood. Journ. of the Americ. med. assoc., 70, 763, 1919.

— Laboratory problems of blood transfusion. Journ. of the Americ. med. assoc., 76, 88, 1921.

— and Koeckert: The influence of dessication on human normal isohemagglutinins. Journ. of the Americ. med. assoc., 73, 1207, 1919.

Katsunuma: Fortschritte auf dem Gebiete der Hämatologie. Kinsei-Igaku, Bd. 7, Nr. 1 und 2.

Kelling: Weitere Untersuchungen über hämolytische Reaktionen und über Komplementbindung im Blute von Krebskranken. Wiener klin. Wochenschrift, S. 1292, 1909.

Kerr: History of blood transfusion. U. S. Naval Medical Bull., 16, 465, 1922.

Keynes: Blood transfusion. Oxford med. publications 1921. London: Frowde Hodder a. Stoughton, 1922.

Kimpton: Transfusion; experiences in over 200 cases. Boston med. a. surg. journ., 178, 357, 1918.

Kimura: Experimentelle Untersuchungen über die Prophylaxe usw. Ztschr. f. jap.-chir. Ges., Bd. 23, H. 7.

King E. L.: Blood transfusion in obstetrics. New Orleans med. a. surg. journ., Bd. 74, Nr. 8, S. 549.

King Ralph: Blood transfusion. Illinois med. journ., Bd. 40, Nr. 1, S. 25.

Kirihara: Über die Isohämagglutination beim menschlichen Blute. Zeitschr. f. klin. Med., 99, 522, 1924.

Kirschner: Umfrage über Anwendung und Nutzen der Bluttransfusion. Med. Klinik, H. 25, 1923.

Klein: Beitrag zur Kenntnis der Agglutination roter Blutkörperchen. Wien. klin. Wochenschr., Nr. 16, 1902.

Kliger: Autohemagglutination of human red blood corpuscles. Journ. of the Americ. med. assoc., 78, 1195, 1922.

Köckert: A study of the mechanism of human isohemagglutination. Journ. of immunol., 5, 529, 1920.

Köhler: Über Thrombose und Transfusion, Eiter und septische Infektion und deren Beziehung zum Fibrinferment 1877.

Köhler H.: Behandlung von sekundären Anämien durch intraglutäale Injektion nicht defibrinierten Blutes. Münch. med. Wochenschr., Nr. 48, 1916.

König: Würzburger Ärzteverband, 2. V. 1922. Ref. Münch. med. Wochenschr., Nr. 23, 1922.

Kolmer: The influence of dessication of human normal isohemagglutinins. Journ. of the Americ. med. assoc., 73, 1459, 1919.

— The influence of dessication upon natural hemolysins and hemagglutinins in human sera. Proc. of the pathol. soc. of Philadelphia, 40, 64, 1920. Journ. of immunol., 4, 393, 1919.

Kolmer and Trist: An attempt to produce specific immune agglutinins and hemolysins for the four groups of human erythrocytes. Journ. of immunol., 5, 89, 1920.

Kopaczewski: Etat actuel de nos connaissances sur la transfusion du sang. Paris méd., 8, 9, 1923.

Kosaka: The isolation, purification and concentration of immune bodies. Journ. of immunol., 3, 109, 1918.

Kostrzewski: Hämolytische Eigenschaften des Menschenserums auf zwei bis vier verschiedene Blutkörperchenarten zur gleichen Zeit untersucht. Zentralbl. f. Bakteriol., Parasitenk. u. Infektionskrankh., Abt. I, Orig., 68, 51, 1913.

Kraus und Ludwig: Über Bakterienhämolysine und Autohämolysine. Wien. klin. Wochenschr., Nr. 15, 1902.

Kronecker und Sander: Über lebensrettende Transfusion mit. anorganischer Salzlösung. Klin. Wochenschr., 1897.

Kropveld S. M.: Bluttransfusion. (Holländisch.) Nederlandsch tijdschr. v. geneesk., Jg. 66, 1. Hälfte, Nr. 21, S. 2063.

Kulenkampff: Die Technik der Laparotomie bei der Eigenbluttransfusion. Zentralbl. f. Gynäkol., Nr. 16, 1920.

Külz, Fritz: Zur Frage des Ersatzes von Blutverlusten durch Gummi-Kochsalzlösungen. Dtsch. med. Wochenschr., Jg. 47, Nr. 49, S. 1493.

Kümmel: Agglutination of own blood corpuscles as test for active tuberculosis. Zentralbl. f. Chir., 48, 1822, 1922.

Kusama: Über die Beziehungen zwischen Leukozyten und Anämie.
— Über Aufbau und Entstehung der toxischen Thrombose und deren Bedeutung. Beitr. z. pathol. Anat. u. z. allg. Pathol., 55, 1913.

Küster, Gerlach, Schoder, Oesterlin: Über individuelle Blutuntersuchungen. I. Beiträge zur Kenntnis der prosthetischen Gruppe des Blutfarbstoffes. Zeitschr. f. physikal. Chem., 133, 150, 1924. — II. Ibid., 135, 279, 1924. — III. Ibid., 138, 21, 1924.

Kubanyi A.: Blutstillung durch Bluttransfusion. Arch. f. klin. Chir., 1925, Bd. 134, H. 1.
— Hauttransplantationsversuche auf Grundlage der Isoagglutination. Ibid., 1924, Bd. 129, H. 3.
— Doppelprobe zur Auswahl des für Transfusion geeigneten Blutes. Zentralbl. f. Chir., 1924, Nr. 28.

Khoor: Zentralbl. f. Gynäkol., 1924, Nr. 31.

Küttner: Experimentelle Untersuchungen zur Frage des künstlichen Blutersatzes. Bruns Beitr., 40.
— Über Bluttransfusion. 48. Vers. d. Dtsch. Ges. f. Chir., April, 1924. Klin. Wochenschr., Nr. 3, S. 952, 1924.

Labat: Sur la transfusion. Bull. de la soc. chirurg. Paris, 3, 2, 1922.

Lambrichts: Deux cas de transfusion sanguine. Scalpel, Jg. 74, Nr. 5, S. 122.

Landerer: Über Transfusion und Infusion. Langenbecks Arch., Bd. 34.

Landois: Die Transfusion des Blutes. Leipzig, 1875.

Landsteiner: Zur Kenntnis der antifermentativen, lytischen und agglutinierenden Wirkungen des Blutes und der Lymphe. Zentralbl. f. Bakteriol., Parasitenk. u. Infektionskrankh., Abt. I, Orig., 27, 361, 1900.
— Über Serumagglutinine. Münch. med. Wochenschr., S. 1905, 1902.
— Über die Adsorption von Immunstoffen. Biochem. Zeitschr., Bd. 15, 1909.
— Bemerkungen über Isoagglutination anläßlich einer Mitteilung von R. Zimmermann. Zentralbl. f. Gynäkol., 45, 662, 1921.

Landsteiner und Leiner: Über Isolysine und Isoagglutinine im menschlichen Blut. Zentralbl. f. Bakteriol., Parasitenk. u. Infektionskrankh., Abt. I, Orig., 38, 548, 1905.
— und Reich: Über die Verbindungen der Immunkörper. Zentralbl. f. Bakteriol., Parasitenk. u. Infektionskrankh., Abt. I, Orig., 39, 83—712, 1905.
— und Sturli: Über Hämagglutinine normaler Sera. Wien. klin. Wochenschr., Nr. 2, 1902.
— and van der Scheer: Serological examinations of a species hybrid. Journ. of immunol., 9, 213, 1924.
— and Witt: Observations on human isoagglutinins. Proc. of the soc. f. exp. biol. a. med., 21, 389, 1924.
Lattes: Sull' applicazione pratica della prova di agglutinazione per la diagnosi specifica e individuale del sangue umano. Arch. di Antrop. crim. e Med. leg., 34, 310, 1913.
— Sulle specificità individuale della reazione precipitante. Riv. di med. leg., 5, 1. 1915.
— L'individualità del sangue umano e la sua dimostrazione medico legale. Arch. di antropol. crim. e med. leg., 36, 4—5, 1915. Arch. ital. biol., 64, 3, 1915.
— Due casi pratici di diagnosi individuale del sangue umano. Arch. di antropol. crim. e med. leg., 37, 3, 1916.
— Sulla tecnica della prova di isoagglutinazione per la diagnosi individuale del sangue. I. Giorn. Acc. Med. Torino, 1916 e Arch. di antropol. crim. e med. leg., 37, 4, 1916; II. Giorn. Acc. Med. Torino, 84, 1921.
Sui fattori dell' isoagglutinazione del sangue umano. Haemotologica, 2, 3, 1921.
— Sulla proprietà emoimpilante dei sieri umani (1—2). Boll. d. R. accad. med. Peloritana 1921—1922. Haematologica, 1924.
— Sull' autoagglutinazione del sangue. Haematologica, 3, Nr. 1, 1922.
— Le diagnostic individuel des taches de sang. Ann. de méd. lég. et criminol., Nr. 5, 1923.
— Echte Haemagglutination und Pseudoagglutination in Bezug auf die Bluttransfusion. Klin. Wochenschr., 2, 1923.
— e Siracusa: Sulle proprietà emoimpilanti dei sieri. Giorn. di biol. e med. sperim., 1, 33, 1923.
Laumaunier: Determination et applications des groupes sanguins. Rev. de chimothérap. et de méd. gén., Nr. 4, 1923.
Learmonth: The inheritance of specific isoagglutinins in human blood. Journ. of genetics, 10, 141, 1920.
— Human blood grouping. Glasgow med. journ., 101, 116, 1924.
Leaver H.: Puerperal septicaemia treated with blood transfusion. Med. journ. of Australia., Bd. 2, Nr. 24, S. 673.
Lecha-Marzo y: Rev. de criminol. psiq. y med. leg., 1, 668, 1914.
Lederer: Citrate versus unmodified blood transfusion. Surg., gynecol. a. obstetr., 37, 221, 1923.
Lee, Burton James: Die moderne Auffassung über die Behandlung des Shoks. Americ. Journ. of surg., Bd. 36, Nr. 7.
— and Vincent: Journ. of the Americ. med. assoc., Bd. 67, 1916.
Legendre et Brulé: Autoagglutination. Nach Weinberg et Jonesco Mihaiesti.
Legueu: Journ. d'urol., 4, 1913.

Le Lorier et Le Cointe: Recherches hématologiques pour servir à l'histoire de l'intoxication gravidique. Les réactions intersexuelles du sang humain. Arch. mens. d'obstétr. et de gynécol., 2, 406, 1912.

— — Réactions intersexuelles du sang chez l'homme et nouvelles recherches sur les réactions intersexuelles du sang chez le cheval. 7. Congr. gynécol. et obstétr., Lille, 1913; Paris méd., 3, 5, 1913.

Levy: Zeitschr. f. klin. Med., 80, 1914.

Lewis and Henderson: The racial distribution of isohemagglutinin groups. Journ. of the Americ. med. assoc., 79, 1422, 1922.

Lewisohn: Blood transfusion by the citrate method. Surg., gynecol. a. obstétr., 21, 37, 1915; Med. Record, 87, 141, 1915.

— The importance of the proper dosage of sodium citrate in blood transfusion. Ann. of surg., Bd. 65, Nr. 5, 1916.

— Recent facts concerning blood transfusion. Americ. journ. of surg., Bd. 36, Nr. 4, S. 83.

— The citrate method of blood transfusion in children. Americ. journ. of med. sciences, Bd. 150, Nr. 6.

— Priorité des mesures de stabilisation du sang pour la transfusion. Arch. franco-belges de chirurg., S. 899, 1923.

Libman and Ottenberg: A practical method for determinating the amount of the blood passing over during direct transfusion. Journ. of the Americ. assoc., Bd. 62, 1914.

— — Recent observations on blood transfusion. Tr. Coll. Phys. Philadelphia, 39, 266, 1917.

Lichtenstein: Eigenbluttransfusion bei Extrauteringravidität und Uterusruptur. Münch. med. Wochenschr., S. 1597, 1915. Arch. .f. Gynäkol., Bd. 105, H. 3, 1916.

Lichtwitz: Zur Frage der Bluttransfusion und der Anämiebehandlung. Klin. Wochenschr., I, S. 1039, 1922.

Lim: The question of a gastric hormone. Quart. journ. of exp. physiol., 13, 79, 1922.

Lindeman: Blood transfusion. Journ. of the Americ. med. assoc., 62, 993, 1542, 1914.

— A new method for estimating total blood volume anemias. Journ. of the Americ. med. assoc., Bd. 70, 1918.

— Über Blutüberpflanzung in der Geburtshilfe und Gynäkologie. Münch. med. Wochenschr., S. 285, 1919.

Little: Transfusion of „antibacterial blood". Journ. of the Americ. med. assoc., Nr. 11, 1920.

Ljachometzky: Russisch. Mikrobiologenkongreß, 1923. Dtsch. med. Wochenschr., Nr. 17, S. 558, 1924.

Lockwood: Shok, hemorrhage and blood transfusion. Journ. of the Michigan state med. soc., Nr. 4, S. 19, 1920.

Loeb, Leo: Transplantation and individuality. Biol. bull. of the marine biol. laborat., 1921.

Lo Monaco e Panichi: Sul fenomeno dell' agglutinazione nel sanguo dei malarici. Rif. med., S. 400, 1901. Münch. med. Wochenschr., Nr. 25, 1902.

Losee: On the blood transfusion. Americ. journ. of the med. sciences, Nr. 11, 1919.

Loser: Blood transfusion in obstétrics. Med. record, Nr. 7, 1920.

Love G. R.: Autotransfusion for hemorrhage. Med. record, Bd. 99, Nr. 2, S. 58.

Lowenburg, Harry: Blood transfusion via longitudinal sinus with report of cases. Arch. of pediatr., Bd. 38, Nr. 4, S. 217.

Lüdke: Beiträge zur Kenntnis der Hämagglutinine. Zentralbl. f. Bakteriol., Parasitenk. u. Infektionskrankh., Abt. I, Orig., 42, 69, 150, 255, 1906.

Luney: Citrate method of blood transfusion devised to minimize post-transfusion reactions. Canad. med. assoc. journ., S. 587, 1923.

Lusena: Studio sperimentale sulla transfusione del sangue. Sperimentale, 75, 461, 1921.

Macaigne et Pasteur-Vallery-Radot: Recherches sur les hémolysines. Equilibre hémolytique. Gaz. des hôp., 7, 12, 1911.

Mac Clure and Dunn: Transfusion of blood. History, method, dangers, preliminary tests, present status. Reports of 150 transfusions. Bull. of Johns Hopkins hosp., 33, 99, 1917.

— Transfusion of blood. Bull. of the Johns Hopkins hosp., Bd. 28, Nr. 313, 1917.

Mac Dowell and Hubbard: On the absence of isoagglutinins in mice. Proc. of the soc. f. exp. biol. a. med., 20, 93, 1922.

Mac Lachlan: Treatment of anemia by transfusion. Journ. of the Americ. med. assoc., 80, 1800, 1923.

Manoiloff: Über die chemische Reaktion des Blutes zur Bestimmung des Geschlechtes bei Menschen und Tieren. (Russisch.) Wratschebnaja gaseta, 27, 345, 1923.

— Weitere Untersuchungen zur Bestimmung des Geschlechtes beim Menschen, Tieren und Pflanzen. Ibid., 27, 453, 1923.

— Zum Aufsatz M. Jegorofs „Über die Reaktion nach Manoiloff mit Menschenblut". Ibid., 28, 15, 1924.

— Weitere Erfahrungen über meine chemische Blutreaktion zur Geschlechtsbestimmung bei Menschen, Tieren und durch Chlorophyll bei Pflanzen. Münch. med. Wochenschr., 71, 1784. 1924.

Marini: Le isoagglutinine e la diognosi individuale del sangue umono. Tesi di Roma 1922; Folia med., 22, 853, 1934.

Martin W. F.: The value of blood transfusion to the urologist. Journ. of urol., Bd., 8, Nr. 2, S. 105.

— Isoagglutination beim Menschen nebst einer Bemerkung zur Marx-Ernroothschen Blutdifferenzierungsmethode. Zentralbl. f. Bakteriol., Parasitenk. u. Infektionskrankh., Orig., 39, 704, 1905.

— Leboeuf et Roubaud: ·La maladie du sommeil au Congo Français. Paris 1909.

Martin (Etienne) et Rochaix: Un cas de dépeçage criminel. Recherche sur l'origine individuelle des taches de sang par la méthode de l'isoagglutination. Ann. de méd. lég., 5, 1, 1925.

Masson: Zit. nach Hopkins.

Matsushita: Immunitätsforschung. 1916.

Mayer M.: Autoagglutination im Handb. d. pathogenen Protozoen von Provaczek, II, S. 259.

Mellon-Hastings-Casey: Observation on the effect of sodium citrate on the blood. Journ. of the Americ. med. assoc., 79, 1678, 1922.

Mendel: Die Regulierung des Blutvolums nach Einspritzung isotonischer Lösung von verschiedener Zusammensetzung. Ber. ü. d. ges. Physiol., Bd. 7, H. 1/2.

Meulengracht E.: Den kliniske betyding af unders gelser for goldefavestof i serum. Ugeskrift f. laeger, Nr. 46, 1919.

Meyer: Über Bluttransfusion. Med. Klinik, Nr. 19, 1918.

Micheli: Potere litico e antiemolitico del siero di sangue umano. Scritti medici in onore di C. Bozzolo. Torino, 1904.

Miller: Blood transfusion in modern therapy. New York med. Journ., Nr. 12, 1920.

— Blood transfusion up to date. New York med. journ., 20, 4, 1921.

Mino: Sulla conservazione delle proprietà isoagglutinabili dei globuli rossi nell' uomo. Rif. med., S. 10, 1923.

— Contributo alla conoscenza dell' emoimpilamento nell' uomo. Rif. med., S. 482, 1923.

— Sull' autoagglutinazione da trasfusioni repetute. Giorn. di clin. med., Nr. 15, 1923.

— In argomento di emoterapia. Minerva med., 4, 3, 1924.

— Gruppi sanguigni di isolisi. Rif. med., 40, 101, 1924.

— Ricerche sull' autoagglutinazione dei globuli rossi nell' uomo. Policlinico, sez. med., 30. XI. 1923; 31, 65, 1924.

— Ricerche sull' isoagglutinazione dei globuli rossi nell' uomo. I. Agglutinabilità dei globuli. Potere agglutinante del siero. Influenza della temperatura. II. Modificazione del potere agglutinante del siero. Giorn. di biol. e med. sperim., 1924.

— Ulteriori osservazioni sull' autoagglutinazione dei globuli rossi nell' uomo. Giorn. di biol. e med. sperim., 1924.

— L'eredità dei gruppi sanguigni. Policlinico, sez. med., 1924.

— La panemoagglutinina del sangue umano. Policlinico, sez. prat., 31, 1355, 1924.

— Recherches expérimentales sur la question des groupes sanguins. Art. méd., Nr. 8, 1924.

— Einiges über Konstitutionslehre und serologische Forschung. Dtsch. med. Wochenschr., 1924.

— e Canaperia: Sul modo di determinare i gruppi sanguigno. Policlinico, sez. med., 31, 450, 1924.

Minot: Methods for testing donors for transfusion of blood and consideration of factors influencing agglutination and hemolysis. Boston med. a. surg. J., 174, 667, 1916.

— and Lee: Treatment of pernicious anemia especially by transfusion and splenectomy. Boston med. a. surg. journ., 176, 761, 1917.

Mita: Über die Giftigkeit des Blutes. Jiryo oyobi Shoho, Bd. 2, 1920.

Moffit, Klugh and Shepard: Blood type classification with a slight modification of technic. Journ. of the Americ. med. assoc., 79, 1919.

Moldovan: Über die Wirkung intravaskulärer Injektionen frischen defibrinierten Blutes und ihre Beziehung zur Frage der Transfusion. Dtsch. med. Wochenschr., Nr. 52, 1910.

Moons Em.: Die Bluttransfusion. (Holländisch.) Vlaamsch geneesk. tijdschr., Jg. 2, Nr. 5, S. 105; Nr. 6, S. 137.

Moore Dallas: Blood transfusion as therapeutic agent; use of whole blood. Texas state journ. of med., 9, 1923.

Moral, Helmut: Erfolge der Bluttransfusion bei perniziöser Anämie. Diss. Greifswald, 1921.

— Die Behandlung Anämischer mit Injektion von künstlich geschädigtem Eigenblut. Therapie d. Gegenw., Nr. 7, 1922.

Morawitz: Die Behandlung schwerer Anämien mit Bluttransfusionen. Münch. med. Wochenschr., Nr. 16, 1907.

Morawitz: Transfusion und Aderlaß. Dtsch. med. Wochenschr., Nr. 6, 1910.

Morel: Les problèmes physiologiques de la transfusion du sang. Biologica, 2, 15, 1914.

Moreschi: Über die Natur der Isohämolysine der Menschenblutsera. Klin. Wochenschr., S. 972, 1903.

Moritsch, P.: Einiges über die Bluttransfusion und Hämotest. Seuchenbekämpfung. Jg. II, H. 3/4, 1925.

— und Neumüller: Ein praktischer Behelf zur Aufbewahrung der Testsera für die Blutgruppenbestimmung nach Moos. Wiener klin. Wochenschrift, 35, 691, 1924.

Moro: Über das Verhalten der hämolytischen Serumstoffe beim gesunden und kranken Kinde. Wiesbaden, 1908.

Moss: Studies on isoagglutinins and isohemolysins. Bull. of Johns Hopkins hosp., 21, 63, 1910. Folia serol., 5, 267, 1910.

— A simplified method for determining the isoagglutinins group in the selection of donors for blood transfusion. Journ. of the Americ. med. assoc., 68, 1905, 1917.

Mouzon: Recherches récentes sur les groupes sanguins. Presse méd., 31, 541, 1923.

Müller, P. Th.: Vorlesungen über Infektion und Immunität, 1917.

Munford: The blood in surgery. Ann. of surg., 1910.

Murard, Jean und P. Wertheimer: Résultats et indications de la transfusion par la methode citratée. Lyon méd., Nr. 4, 1920.

Nägeli: Blutkrankheiten und Blutdiagnostik. 1908.

— Blutersparnis und Blutersatz in der Chirurgie. Therapie d. Gegenw., S. 326, 1922.

Nather: Der heutige Stand der Bluttransfusion. Wien. klin. Wochenschr., 37, 203, 1924.

— und Ochsner: Bluttransfusion nach Percy. Wien. klin. Wochenschr., 36, S. 687, 1923.

— — Erfahrungen mit der Bluttransfusion nach Percy. Arch. f. klin. Chir., 132, 420, 1924.

Nesbitt, Geo. E.: Remarks at the discussion on blood transfusion, section of surgery, royal academy of medicine in Ireland, Dec. 16, 1921. Irish journ. of med. science, Jg. 1922, Nr. 1, S. 23.

Neuhof und Hirshfeld: Die langsame Einspritzung von großen Dosen Natriumzitrat. New York med. journ., Bd. 113, Nr. 3, 1921.

Nicolaysen, N. A.: Über Bluttransfusion bei akuten posthämorrhagischen Anämien. (Norwegisch.) Med. rev., Jg. 39, Nr. 7/8, S. 289.

Niklas: Bluttransfusion. Ref. i. d. Dtsch. med. Wochenschr., Nr. 34, 1922.

Noel Fiessinger und Barbillion: Histoire d'un hemophile etc. Ref. im Zentralbl. f. Chir., Nr. 43, 1922.

Novi e Meruzzi: Il potere agglutinante del sangue dei malarici. Policlinico, Nr. 38, 1901.

Nürnberger Ludwig: Klinische und experimentelle Untersuchungen zur Frage der Bluttransfusion. Zentralbl. f. Gynäkol., Jg. 46, Nr. 49, S. 1945.

— Klinische und experimentelle Untersuchungen über Bluttransfusion. Verhandl. deutscher Naturforscher u. Ärzte, Sept. 1922. Klin. Wochenschr., 185, 1923. Zentralbl. f. Gynäkologie, 44, 1920.

Oehlecker: 170 direkte Bluttransfusionen von der Vene. Arch. f. klin. Chir., Bd. 116, H. 4.

O e h l e c k e r: Direkte Bluttransfusion von Vene zu Vene bei perniziöser
      Anämie. Münch. med. Wochenschr., S. 859, 1919.
— Über Blutverpflanzung auf Grund von 240 direkten Transfusionen.
      Fortschr. d. Med., Nr. 14—15, 1922.
      (Weitere Arbeiten O e h l e c k e r s siehe im Text!)
O p i t z H a n s: Die Anwendung der Bluttransfusion in der Pädiatrie. Fortschr.
      d. Med., Jg. 40, Nr. 26, S. 450.
— Zur Wirkungsweise der Bluttransfusion. Dtsch. med. Wochenschr.,
      Nr. 4, 1923.
— Wirkungsweise und Anwendung der Bluttransfusionen bei Kindern.
      Dtsch. med. Wochenschr., 50, 1248, 1924.
O r é: Etudes historiques, physiologiques et cliniques sur la transfusion du
      sang. Paris: Baillière, 1876.
O s t w a l d E u g e n: Über Wiederinfusion von Eigenblut bei lebenbedrohenden
      Massenblutungen. Diss. Halle, 1921.
O t t e n b e r g, R e u b e n: Practical aspects of blood transfusion. Med. clin.
      of North America, New York number, Bd. 4, Nr. 5, S. 1509.
— Transfusion and the question of intravascular agglutination. Journ.
      exp. med., 13, 425, 1911.
— Medico-legal application of human blood grouping I. Journ. of the Americ.
      med. assoc., 77, 682, 1921; II., 78, 873, 1922; III. Sources of error in blood
      group tests and criteria of reliability in investigations of heredity of
      blood groups. 79, 2137, 1922.
— K a l i s k i and F r i e d m a n: Experimental agglutinative and hemolytic
      transfusion. Journ. of med. research., 28, 141, 1913.
— and L i b m a n: Blood transfusion. Americ. journ. of the med. sciences,
      36, 150, 1915.
— and T h a l h i m e r: Studies in experimental transfusion. Journ. of med.
      research, 33, 213, 1915.
O t t o: Einfluß der Kochsalzinfusion. Virchows Arch. f. pathol. Anat. u.
      Physiol., Bd. 93.
P a c e: Contributo alla conoscenza dei sieri emolitici con speciale riguardo
      al potere isoagglutinante ed isolitico di alcuni sieri umani normali e patho-
      logici. Riv. crit. di clin. med., 38—40, 1901.
P a g n i e z: Action exercée sur les globules rouges par quelques liquides nor-
      maux et pathologiques de l'organisme. Thèse de Paris, Nr. 202, 1902.
P a l l i n G u s t a f: Blood-transfusion in cholaemia. Acta chirurg. scandinav.,
      Bd. 55, H. 2, S. 149.
P a l t a u f: In Kolle-Wassermann: Handb. d. pathog. Mikroorg., IV, 659.
P a n u m: Experimentelle Untersuchungen über die Transfusion. Virchows
      Arch. f. pathol. Anat. u. Physiol., 27, 240—433, 1863.
P a u c h e t: La transfusion du sang. Rapport. 32. Congr. franç. de chirurg.
      Paris, 1923.
— et B é c a r t: La transfusion du sang. Paris: Doin. 1924.
de P e m b e r t o n: Blood transfusion. Surg., gynecol. a. obstétr., 28, 262, 1919.
P e n d e l: Bluttransfusion als Heilmittel bei postoperativer cholämischer
      Blutung. Wien. klin. Wochenschr., Nr. 11, 1920.
P é r i č: Bluttransfusion bei Kindern. Monatsschr. f. Kinderheilk., Orig.,
      29, 280, 1924.
P e r r o n c i t o: Sul fenomeno della isotossicità del sangue. Arch. per le scienze
      med., 39, 11, 1915; Arch. ital. biol., 64, 96, 1915.

Pesset y Tomas: Las hemoaglutininas normales en medicina legal. Rev. de criminol. psiq. y med. leg., 5, 469, 1918.

Peterson: Resultats from blood transfusion. Journ. of the Americ. med. assoc., 66, 1916; 17, 1922.

— Wert und Einschränkung der Bluttransfusion. Americ. journ. of surg., Bd. 77, 3.

Petrone: Sul potere isolitica e isoagglutinante del siero di sangue periferico e del siero di sangue splenico in alcune malattie infantili e degli adulti. Pediatria. 9, 1902.

Philipowicz: Zur Bekämpfung der Anämie mittels Bluttransfusion. Wien. klin. Wochenschr., Nr. 38, 1916.

Plehn: Über große Bluttransfusionen. Berlin. klin. Wochenschr., S. 1862, 1914.

— Fortschritte auf dem Gebiete der Bluttransfusionen. Klin. Wochenschr., 3, 2388, 1924.

Ploos: Transfusion und Infusion. Wien. klin. Wochenschr., 1904.

Pollitzer e Rapisardi: I gruppi sanguigni negli infanti. Pediatria, 32, 858, 1924.

Ponfick: Experimentelle Beiträge zur Lehre der Transfusion. Virchows Arch. f. pathol. Anat. u. Physiol., 62, 273, 1875.

Prentl: Diskussion zu Schöne: Münch. med. Wochenschr., S. 524, 1920.

Preobrashenski A. M.: Über den Einfluß von Blutsera auf die Gerinnung, das Fibrin und Fibrinferment. (Russisch.) Wratschebnoje djelo, Jg. 5, Nr. 15, S. 346.

Prevost et Dumas: Sur la transfusion du sang. Bibl. Univ. de Genève, 17, 225, 1812.

Price-Jones: The quantitative estimation of isohemagglutination. Journ. of pathol. a. bacteriol., 27, 111, 1924.

Primrose: The value of the transfusion of blood in the treatment of the wounded in war. Ann. of surg., 18, 118, 1918.

Puppe: Biologischer Blutnachweis. Zeitschr. f. Medizinalbeamte u. Krankenhausärzte, 17, II. Beilage, S. 35, 1904.

Quincke: Zit. nach Zielke.

Rabin: Hartnäckige hämorrhagische Diathese, geheilt durch Injektion defibrinierten Blutes. Münch. med. Wochenschr., Nr. 40, 1912.

Radvin and Glenn: The transfusion of blood with report of 186 transfusions. Americ. journ. of the med. sciences, 161, 705, 1921.

Raulston and Woodgatt: Journ. of the Americ. med. assoc., 62, 1914.

Ravenswaaij: Bluttransfusion. Ber. ü. d. ges. Physiol., Bd. 5, H. 2/1.

Reichle: Über den gegenwärtigen Stand der Bluttransfusion. Süddtsch. Chirurg.-Ver. Beuten, Dez. 1922.

Ricci: Diskussion zu Sowosley: Über Gummiglykoselösung. Journ. of urol., Bd. 5/6.

Rich und Downing: Zit. nach Hirszfeld.

Richardson Edward P.: Postoperative hemorrhage following gastroentroestomy. Transfusion. Gastronomy. Surg. clin. of North America Boston Nr., Bd. 2, Nr. 4, S. 1015.

— Gastric ulcer; hemorrhage; excision; repeated transfusions; posterior antecolic gastroenterostomy. Surg. clin. of North America Boston Nr., Bd. 2, Nr. 4, S. 1003.

Richter: Senkungsgeschwindigkeit der roten Blutkörperchen und Isohämagglutination. Ärzteverein Debreczen, 26. Mai 1923. Klin. Wochenschrift, S. 1574, 1923.

Rietz: L'epanchement de sang dans l'abdomen et son usage pour la transfusion. Lyon chirurg., Nr. 1, 1922.

Robertson O. H.: Toxaemie bei schweren Hautverbrennungen im Kindesalter. Americ. journ. of dis. of childr., Bd. 25, 2.

— The effects of experimental plethora on blood production. Studies from Rockefeller Institut, Bd. 28, 1918.

— Memorandum on blood transfusion. Med. research. comm., 1919.

— Transfusion with stored blood cells. Brit. med. journ., 691, 1918.

— and Rous: The normal fate of erythrocytes. Journ. of exp. med., 25, 665, 1917.

— — Autohemagglutination experimentally induced by the repeated withdrawal of blood. Journ. of exp. med., 27, 563, 1918.

— — Sources of the antibodies developing after repeated transfusion. Journ. of exp. med., 35, 140, 1922.

— and Watson: Further observations on the results of blood transfusion in war surgery. Ann. of surg., 17, 1, 1918.

Rödelius: Die Eigenbluttransfusion bei geplatzter Tubargravidität. Klin. Wochenschr., S. 820, 1919.

Röste: Gibt es Schädigungen durch Kochsalzinfusionen? Klin. Wochenschr., 1907.

Rosenthal: Du choix du donneur selon les différentes indications de la transfusion. Journ. méd. franç., S. 221, 1919.

— Le prétendu danger du citrate de soude dans les transfusions sanguines Bull. soc. thérap., S. 111, 1923.

Rosenstein: Zur Diagnose und Therapie der Extrauteringravidität. Monatsschrift f. Gynäkol., 54, 3, 1921.

Rossi: I fenomeni di agglutinazione studiati nel sangue mestruale e nel sangue cadaverico umano. Arch. di farmacol. sperim. e scienze aff., 5, 1—2, 1906.

— Contributo sperimentale allo studio della reinfusione sanguigna. Policlinico, sez. chirurg., 32, 1924.

— La trasfusione sanguigna. L'Osp. maggiore, Nr. 6—7, 1924.

Rous and Robertson: Free antigen and antibody circulating together in large amounts (hemagglutinin and agglutinogen in the blood of transfused rabbits). Journ. of exp. med., 27, 509, 1918.

— — The preservation of living red blood cells in vitro. Journ. of exp. med., 23, 219—239, 1916.

— and Wilson: Fluid substitutes for transfusion after hemorrhage. Journ. of the Americ. med. assoc., 70, 219, 1918.

Rubino: Osservazioni sperimentali sulle autoemagglutinine. Gazz. osp., 30, 58, 1909.

Rübsamen: Zur Klinik und Therapie der Extrauteringravidität (Eigenblutinfusion). Münch. med. Wochenschr., S. 64, 1921.

Sabin: Studies of living human blood cells. Bull. of John Hopkins hosp., 34, 277, 1923.

Sadlon, Paul: Die Senkungsgeschwindigkeit der roten Blutkörperchen im Citratblut und ihre klinische Bedeutung. Diss. Breslau, 1922.

Salent and Wise: The action of sodium citrate and its decomposition in the body. The journ. of biol. chem., Bd., 28, 1916.

Samelson: Über das sog. Kochsalzfieber. Monatsschr. f. Kinderheilk., Nr. 3, 1912.

Samezima: Blutbefund bei schwerer Verbrennung. Nipon-gekagakkai Zassbi, Bd. 20, Nr. 5, 1918.

Sammis: A case of bacteriemia treated by repeated transfusions. Arch. of pediatr., Nr. 11, 1920.

Sands and West: Experiments on the removal of hemagglutinin from rabbit antihuman serum. Journ. of immunol., 4, 5, 1919.

Sanford: Isoagglutination groups; diagram showing their interrelation. Journ. of the Americ. med. assoc., 67, 808, 1916. Papers of Mayos Clinic, 8, 653, 1916.

— A modification of the Moss' method of determining isohemoagglutination groups. Journ. of the Americ. med. assoc., 70, 1221, 1918.

— Blood transfusion; indications for its use, methods of selecting donors, and a brief consideration of technic. Med. clin. of North America, 3, 801, 1920.

Santoro G.: Arch. ital. di ginecol., 16, 1913.

Satterlee: The transfusion with special reference to use of anticoagulants. Journ. of the Americ. med. assoc., Bd. 66, 1916.

— and Hooker: Experiments to develop more widely useful method of blood transfusion. Arch. of internat. med., 3, 1, 1914.

— — Transfusion of blood with special reference to the use of anticoagulants. Journ. of the Americ. med. assoc., 67, 618, 1916.

Savolin: Über Blutinjektionen und Bluttransfusion und ihre Bedeutung bei der Behandlung der Biermerschen Anämie. Finska läkaresällskapets handl., Bd. 64, 1923.

Schäfer: Intravenöse, intramuskuläre und rektale Infusion körpereigenen Blutes nach schweren Blutungen. Münch. med. Wochenschr., Nr. 33, 1918.

Schamoff: Über Bluttransfusion. Verhandl. d. wiss. Mitz. a. d. med. Akad. in St. Petersburg, 1920.

— Über Bluttransfusion. (Russisch.) Nowy chirurgitscheski archiw, Bd. 1, H. 1, S. 21.

— und Jelansky: Isoagglutinierende Eigenschaften des Menschenblutes, ihre Bedeutung für die Chirurgie und die Bestimmungsmethode. (Russisch.) Nowy chirurgitscheski archiw, 3, 565, 1923.

Scheel O. und O. Bang: Perniciös anaemi behandlet med blodtr. Norsk magaz. f. laegevidenskaben, S. 250, 1920.

Schiff: Über gruppenspezifische Serumpräzipitine. Klin. Wochenschr., 3, 16, 1924.

— Zur Kenntnis blutgruppenspezifischer Antigene und Antikörper. Klin. Wochenschr., Nr. 16, 1924.

— Kapitel „Agglutination" in Oppenheimers Handb. d. Biochemie. 2. Aufl., Bd. 5, S. 262, 1924.

— und Adelsberger: Über blutgruppenspezifische Antikörper und Antigene. 10. Tag. dtsch. Vereinig. f. Mikrobiol. Göttingen, 1924. Zentralbl. f. Bakteriol., Parasitenk. u. Infektionskrankh., Abt. I, Orig., 93, 172, 1924; Zeitschr. f. Immunitätsforsch. u. exp. Therapie, Orig., Bd. 40, H. 4—5, 1924.

— und Ziegler: Blutgruppenformel in der Berliner Bevölkerung. Klin. Wochenschr., 3, 24, 1924.

Schmid H. H.: Chirurg. Kongr. 1921.

Schmieden: Med. Klinik, H. 24, 1923.

Schneider: Untersuchungen über den Isoagglutiningehalt im Menschen-
blut, Zeitschr. f. d. ges. exp. Med., 36, 153, 1923.
— Diskussion zu Nather. Wien. klin. Wochenschr., S. 428, 1924.
Schneider G. H.: Über das Verfahren der Transfusion. Zentralbl. f. Gynäkol.,
Nr. 13, 1925.
— Die Voraussetzung und Technik einer gefahrlosen Bluttransfusion. Arch.
f. Gynäkol., 1925.
— Zur Frage der Bluttransfusion. Sitzung d. Mittelrhein. Ges. f. Geburtsh.
u. Gynäkol., 25, 1, 1925.
Schneider P.: Über Todesfälle durch Bluttransfusion und deren Vermeidung.
Zentralbl. f. Gynäkol., Nr. 17, 1925.
Scholten: Über Bluttransfusion. Dtsch. Ges. f. Gynäkol., Innsbruck,
Sitzung v. 7. bis 10. Juni 1922. Zentralbl. f. Gynäkol., Jg. 46, Nr. 29,
S. 1165.
— Eigenbluttransfusion. Münch. med. Wochenschr., S. 1027, 1922.
— Infusion und Bluttransfusion. Prakt. Ergebn. d. Geburtsh. u. Gynäkol.,
9, 65, 1922.
— Unsere Bluttransfusionen und die amerikanische Methode zum Nachweis
von Agglutininen. Dtsch. med. Wochenschr., Nr. 49, S. 314, 1923.
Schöne: Die heteroplastische und homöoplastische Transplantation. Berlin:
Julius Springer, 1912.
Schultz: Therapie und Prognose d. Morb. Werlhof. Dtsch. med. Wochen-
schrift, Nr. 33, S. 1357, 1925.
Schulz: Über Bluttransfusion beim Menschen unter Berücksichtigung
biologischer Vorprüfung. Klin. Wochenschr., Nr. 30—31, 1910.
— Die Bluttransfusion in Grawitz: Klinische Pathologie des Blutes. 1911.
— Weitere Beiträge zur Transfusionsfrage. Klin. Wochenschr., 1912.
Schütz und Wöhlisch: Bedeutung und Wesen von Hämagglutination
und Blutgruppenbildung beim Menschen. Klin. Wochenschr., Bd. 36,
S. 1614, 1924.
Schütze: Haemagglutination and its medico-legal bearing with observations
upon the theory of isoagglutination. Brit. journ. of exp. pathol., 2, 26,
1921.
Schwytzer: Die Geldrollenbildung im Blute vom kolloidchemischen Stand-
punkte aus. Biochem. Zeitschr., 60, 297, 1914.
Seifert: Bluttransfusion. Würzburger Abhandl., 18, 3—4, 1919.
Sellards: The effect of heated serum on rouleaux formation of red blood
corpuscles. Bull. of Johns Hopkins hosp., 19, 271, 1908.
Shäfer: Transfusion of whole blood. Brit. med. journ., 2, 776, 1917.
Shattock: Chromocyte clumping in acute pneumonia and certain other
diseases. Journ. of pathol. a. bacteriol., 6, 303, 1900.
Shiota: Über die Erfolge der Bluttransfusion. Nipon-gekagakkai Zasshi, 1919.
Sick: Über Herkunft und Wirkungsweise der Hämagglutinine. Dtsch.
Arch. f. klin. Med., 80, 389, 1904.
Sidbury: Transfusion durch die Nabelvene bei Blutungen der Neugeborenen
Americ. journ. of dis. of childr., Bd. 25, Nr. 4.
Sinclair: Die Chirurgie des Blutes. Boll. d. clin., Jg. 36, Nr. 6.
Siperstein and Kuenberg: Effects of Drugs on Blood Agglutinins. Americ.
journ. of dis. of childr., 26, 65, 1923.
— David M. and J. Martin Sansby: The intraperitoneal transfusion
of citrated blood. Proc. of the soc. f. exp. biol. a. med., Bd. 20, Nr. 2,
S. 111.

Sippel: Zur Frage der Infusion der physiologischen Kochsalzlösung. Dtsch. med. Wochenschr., Nr. 7, 1912.

Siracusa: La sostanza isoagglutinabile del sangue e la sua dimostrazione per la diagnosi individuale delle macchie. Boll. Acc. Pelorit. Messina, 30, 1922. Arch. di Antropol. Crim. e Med. leg., 1923.

Skinner: Blood transfusion. Brit. med. journ., 1, 750, 1923.

Snyder: Isohemagglutinins in rabbit. Journ. of immunol., 9, 45, 1924.

Sogen: Über biologische Eigenschaften der Erythrozyten usw. Tokyo-Igaku-kai Zasshi, Bd. 32, Nr. 18.

Speese John: Blood transfusion in a case of secondary anemia associated ed with fibroma of the uterus and sepsis. Surg. clin. of North America, Philadelphia-Nr., Bd. 2, Nr. 1, S. 241.

— Progress of surg. 1919. Intern. chir., Bd. 1, 1920.

Spiethoff: Defibriniertes Eigenblut in der Reiztherapie. Münch. med. Wochenschr., Nr. 27, 1922.

Spohn: La trasfusione comme mezzo di cura in pediatria. Arch. of pediatr., 38, 646, 1921.

Stansfeld: The principles of the blood transfusion. Lancet, S. 488, 1917.

— Zentralbl. f. inn. Med., 45, 731, 1918.

Stegemann: Blutstillung durch Bluttransfusion. Arch. f. klin. Chir., Bd. 122, 1923.

Steiner: Injektion von Eigenblut. Dtsch. med. Wochenschr., S. 438, 1924.

Stephan: Blutung und Blutstillung. Münch. med. Wochenschr., Nr. 24, 1921.

Stich: Über Bluttransfusionen. Klin. Wochenschr., Nr. 20, 1922.

Stillmann: Diskussion zu Mac Lachlan. Journ. of the Americ. med. assoc., 80, 1801, 1923.

Stokes Henry: Transfusion of blood. Irish journ. of med. science, Nr. 1, S. 18, 1922.

Straßmann: Auffällig langes Erhaltenbleiben roter Blutkörperchen nach dem Tod. Klin. Wochenschr., Nr. 42, 1919.

Suzuki Heijiuro: Über die Temperatursteigerung nach der Kochsalzinfusion. Iji-Shimbun, Nr. 1069.

Swift: Isoagglutination in Children. Med. journ. of Australia, 8, 483, 1921.

Sydenstricker, Mason and Rivers: Transfusion of blood by the citrate method. Journ. of the Americ. med. assoc., 68, 1677, 1917.

Takeuchi: Über die Agglutinine und Agglutinierbarkeit des menschlichen Serums. Seei-Geppo, Nr. 415.

Tanton-Grenier: Progrès méd., 41, 1913.

Tatematsu: Über den Wert der Traubenzuckerlösungsinfusion. Nipon-Gekagakkai Zasshi, Bd. 22, Nr. 8.

Tebbut: Irregularities in isoagglutination. Med. journ. of Australia, 1, 234, 1924.

Thiess: Die Behandlung der extrauterinen Schwangerschaft. Ges. f. Geburtsh. u. Gynäkol., Leipzig, 1914; Zeitschr. f. Gynäkol., Nr. 34, 1914.

— Studien über die Infusion physiologischer Salzlösung. Grenzgeb. d. Med. u. Chir., 21.

Thjötta Th.: Om blodgaldekulturen ved tyfoidfeber. Med. Revy, S. 323, 1918.

Toda: The relationship of the blood platelets and red corpuscles; an attempt to group human platelets with red-cell grouping sera. Journ. of pathol. a. bacteriol., 26, 303, 1923.

Todd: On the recognition of the individual by the haemolytic methods. Journ. of genetics, 3, 123, 1913.
— and White: On the recognition of the individual by haemolytic methods. (Prelim. Com.) Proc. of the roy. soc., Bd. 82, 416, 1910.
— — On the haemolytic immune isolysins of the ox and their relation to the question of individuality and blood relationship. Journ. of hyg., 10, 185, 1910.
— — On the fate of red corpuscles etc. Proc. Roy. Soc., London, Series B, S. 255, 1911—1912.
Togunova: Ein Fall von Autoagglutination. (Russisch.) Klinitscheskaja medizina, 2, 10, 1922.
Töpler: Über Blutreinfusion bei 25 Fällen von Graviditas extrauterina rupta. Dtsch. med. Wochenschr., S. 92, 1922.
Torii: Experimental and clinical study of blood transfusion. Mitt. med. Fak. Fukuoka, 6, 137, 1923.
Tzanck: Sur la transfusion sanguine. Paris méd., 16, 9, 1922.
— Les trois grandes variétés de transfusions sanguines. Paris méd., Jg. 12, Nr. 37, S. 249.
Umber: Diskussion zu Schöne. Münch. med. Wochenschr., S. 524, 1920.
Unger: Transfusion of unmodified blood. Journ. of the Americ. med. assoc., 69, 2159, 1917.
Vágó: Bluttransfusion in der Gynäkologie und in der Geburtshilfe. Orvosi hetilap, Jg. 64, Nr. 49.
— Über die Anwendung der Bluttransfusion auf dem Gebiete der Geburtshilfe und Gynäkologie. Zentralbl. f. Gynäkol., Nr. 39, 1920.
Verdier: Contribution à l'etude de la différenciation individuelle du sang humain. Thèse de Toulouse. 1906.
Verzar: Neue Untersuchungen über Isohämagglutinine. Klin. Wochenschr., Nr. 19, 1922.
Vincent, Beth: Blood transfusion; indication, method and results. Mass. Med. Soc., 23, 65, 1912.
— Blood transfusion for hemorrhagic diseases of the new born. Boston med. a. surg. journ., 166, 627, 1912.
— A rapid macroscopic agglutination test for blood groups and its value in testing donors for transfusion. Journ. of the Americ. med. assoc., 70, 1219, 1918.
Vogel and Mc. Curdy: Arch. of internal med., 12, 1913.
Voit: Über Bluttransfusionen. Münch. med. Wochenschr., S. 1559, 1909 (56. Vers. Mittelrhein. Ärzte).
Vorschütz J.: Verschiedene Hämagglutinationsbilder bei Ikterusfällen und ihre Deutung. Arch. f. exp. Pathol. u. Pharmakol., 95, 235, 1922.
— Worauf beruht das Wesen der einfachen wie der Gruppenhämagglutination und die verschiedene Ladung der roten Blutkörperchen? Zeitschr. f. klin. Med., 96, 383, 1923.
— Joh. und Jos.: Die Bedeutung der Häm- und Bakterienagglutination im erkrankten Blute und ihre Erklärung. Mitt. a. d. Grenzgeb. d. Med. u. Chir., 34, 5, 1922.
Walter: Ein glücklicher Fall von Bluttransfusion nach schwerer Hämorrhagie post partum. Brit. med. journ., 2, 1882.
Warrington Yorke: Autoagglutination of red blood cells in trypanosomiasis. Ann. of trop. med. a. parasitol. 4, Nr. 4 (nach Weinberg e Jonesco Mihaiesti); Proc. of the roy. soc. of med., 83, 238, 1911.

Wassermann: Hämolysine, Zytotoxine und Präzipitine, 1911.

Weber: Über Behandlung schwerer Anämien mit Menschenbluttransfusion. Dtsch. Arch. f. klin. Med., Bd. 97.

— Über intravenöse Injektionen kleiner Mengen von Menschenblut bei der Behandlung schwerer Anämien. Münch. med. Wochenschr., S. 1307, 1913.

Weck: Zur Transfusionsbehandlung mit kleinen Mengen Citratblut. Dtsch. med. Wochenschr., Nr. 42, S. 1260, 1921.

Wederhake: Überpflanzung (Transfusion) von Blut. Münch. med. Wochenschrift, Nr. 45, 1917.

Weichardt: Der Nachweis individueller Blutdifferenzen. Hyg. Rundschau, 13, 756, 1903.

— Zur Frage des Nachweises individueller Blutdifferenzen. Vierteljahrsscbr. f. gerichtl. Med., 29, 19, 1905.

Weidenreich: Studien über das Blut. Form und Bau der roten Blutkörperchen. — Weitere Mitteilungen über rote Blutkörperchen. Arch. f. mikr. Anat., 61, 459, 1902; 69, 389, 1906.

— Traité du sang de Gilbert et Weinberg. Paris, 1913.

Weil-Emile P. et P. Isch-Wall: Un cas d'anémie grave, progressive, cryptogénétique, guéri par les transfusions sanguines répétées. Bull. et mém. de la soc. méd. des hôp. de Paris, Jg. 38, Nr. 33, S. 1547.

Weil P. E.: La transfusion du sang. Rapp. au 32. Congr. franç. de chirurg. Paris, 1923.

— Quelques remarques sur la transfusion du sang. Paris méd., 13, 36, 1923.

— et Lamy: Sur une nouvelle cause d'erreur dans la détermination des grous sanguins due au vieillissement des sérums étalons. Société méd. des hopitaux. 6. juin 1924; Presse méd., S. 524, 1924.

Weil R.: Sodium citrate in the transfusion of blood. Journ. of the Americ. med. assoc., 64, 425, 1915.

Weil et Wall: Hémoagglutinines des divers liquides organiques. Cpt. rend. des séances de la soc. de biol., 88, 173, 1923.

— — Transfusion du sang. Bull. méd. Paris, 37, 536, 1923.

Weinberg et Jonesco Mihaiesti: Hémoagglutinines et hémolysines du sérum humain. Traité du Sang de Gilbert et Weinberg II. Paris 1921.

Werner: Aderlaß und Bluttransfusion in Geburtshilfe und Gynäkologie. Wien. klin. Wochenschr., Nr. 28, 1922.

Westergren A.: Studies of the suspension stability of the blood in pulmonary tuberculose. Acta med. scandinav., Bd. 54, S. 247, 1921.

Weszeczky: Untersuchungen über die gruppenweise Hämagglutination beim Menschen. Biochem. Zeitschr., 107, 159, 1920.

Wetterer: Zur Serumbehandlung sekundärer und primärer Anämien. Dtsch. med. Wochenschr., Nr. 23, 1922.

White und Erlanger: Die Wirkung der Aufrechterhaltung usw. Americ. journ. of physiol., Nr. 1, 1920.

Widal, Abrami et Brulé: Autoagglutination des hématies dans l'ictère hémolytique acquis. Cpt. rend. des séances de la soc. de biol., 64, 655, 1908.

Willems: IV. Conférence chirurgic. interalliée 1918. Arch. de méd. et de pharm. milit., S. 178, 1918.

Williams and Patterson: The agglutination of human corpuscles by horse serum. Journ. of the Americ. med. assoc., 70, 1754, 1918.

Williamson: Lancet, Bd. 198, 1920.

Wiltshire: An investigation into the causes of rouleaux formation by human red blood corpuscles. Journ. of pathol. a. bacteriol., 17, 282, 1912—1913.

Winter Max: Zur Frage der Bluttransfusion bei der perniziösen Anämie. Diss. Königsberg, 1922.

Worm-Müller J.: Transfusion und Plethora. Kristiania, 1875.

Zacks: Zur Behandlung der perniziösen Anämie mit Bluttransfusion. Zeitschrift f. Geburtsh. u. Gynäkol., Bd. 64, H. 2.

Zeitlin A.: Über Bluttransfusionen. (Russisch.) Gynaekologia i Akuscherstwo, Jg. 1, Nr. 1, S. 112.

Zeller: Wiederbelebung von Tieren mittels usw. Dtsch. Zeitschr. f. Chir., 95.

— Bluttransfusion. Jahresk. f. ärztl. Fortbild., Dez. 1919, Jg. 10.

Zielke: Fortschritte auf dem Gebiete der Bluttransfusion. Klin. Wochenschr., Nr. 3, S. 1868, 1924.

v. Ziemsen: Über Bluttransfusion. Münch. med. Wochenschr., 41. Jg., Nr. 18.

Zimmermann: Untersuchungen über die Häufigkeit des Auftretens von Isoagglutininen und Isohämolysinen im Hinblick auf die Bluttransfusion. Zentralbl. f. Gynäkol., Nr. 41, 1920.

— Über Bluttransfusion und Reinfusion bei schweren akuten Anämien in der Gynäkologie. Münch. med. Wochenschr., S. 898, 1920.

— Bluttransfusion und Reinfusion in der Frauenheilkunde. Dtsch. med. Wochenschr., S. 1262, 1923.

Zunz Edgard et Paul Govaerts: La transfusion dans le collapsus post-hémorrhagique expérimental. Influence des conditions de la transfusion (vitesse, pression, hétérogénéité), sur le maintien ultérieur de la pression artérielle. Arch. internat. de physiol., Bd. 17, H. 4, S. 350.

Während der Drucklegung dieser Abhandlung sind die folgenden Arbeiten über Bluttransfusion erschienen, die im Text nicht mehr berücksichtigt werden konnten:

Amzel u. Hirszfeld: Zeitschr. f. Immun.-F. u. exp. Ther., Bd. 43.

Ansinn: Zentralbl. f. Chir., Nr. 38.

Buzello: Klin. Wochenschr., Nr. 40.

Dölter: Med. Klin., Nr. 36.

Ganther: Zentralbl. f. Gynäkol., Nr. 35.

Haselhorst: Zentralbl. f. Chir., Nr. 35.

Halber u. Mydlarski: Zeitschr. f. Immun.-F. u. exp. Ther., Bd. 43.

Hempel: Klin. Wochenschr., Nr. 41.

Hirszfeld: Zeitschr. f. Immun.-F. u. exp. Ther., Bd. 43.

Jüngling: Zentralbl. f. Chir., 1925, Nr. 44.

Kühl: Zeitschr. f. d. ges. exp. Med., Bd. 45.

Lemke: Virch. Arch., Bd. 257.

Schiff: Klin. Wochenschr., Nr. 39.

— Med. Klin., Nr. 33.

Schuhmacher: Zeitschr. f. Geburtsh. u. Gynäkol., Bd. 88.

Sonntag: Fortschr. d. Th., 1925, Jg. 1, H. 7.

Straszynski: Klin. Wochenschr., Nr. 41.

Weicksel: Zeitschr. f. klin. Med., Bd. 102.

Wildegans: Arch. f. klin. Chir., Bd. 136.

Sachverzeichnis